DES

CORPS FIBREUX DE L'UTÉRUS

DANS SES RAPPORTS

AVEC

LA FÉCONDATION, LA GROSSESSE ET L'ACCOUCHEMENT

DES
CORPS FIBREUX DE L'UTÉRUS

DANS LEURS RAPPORTS

AVEC

LA FÉCONDATION, LA GROSSESSE ET L'ACCOUCHEMENT

PAR

Le Dr Camille SEBILEAU

Interne des hôpitaux de Paris.

PARIS

A. PARENT, IMPRIMEUR DE LA FACULTÉ DE MÉDECINE,
29-31, rue Monsieur-le-Prince, 29-31.

1873

DES

CORPS FIBREUX DE L'UTÉRUS

DANS LEURS RAPPORTS

AVEC

LA FÉCONDATION, LA GROSSESSE ET L'ACCOUCHEMENT

Avant d'étudier les corps fibreux de l'utérus au point de vue obstétrical, nous croyons qu'il est indispensable de rappeler quelques-unes des particularités anatomo-pathologiques de ces tumeurs. Ce travail nous éloignera certainement un peu du but que nous voulons atteindre, mais il nous fournira en revanche des notions de la plus haute importance, qui faciliteront les développements dans lesquels nous entrerons plus tard, et nous évitera des digressions toujours très-ennuyeuses. Nous diviserons donc notre sujet en deux parties.

Dans la première nous envisagerons les corps fibreux au point de vue de leur développement, de leurs rapports avec l'utérus et des modifications qu'ils subissent sous l'influence de la grossesse.

Dans la seconde, nous nous occuperons du rôle qu'ils peuvent jouer relativement à la fécondation, la grossesse et l'accouchement.

PREMIÈRE PARTIE.

Définition. — Les corps fibreux de l'utérus, appelés
aussi fibrômes, fibroïdes hystérômes, myomes, sont des
productions pathologiques blanches, dures, indolentes, qui
se développent dans le tissu même de l'utérus.

Historique. — Jusqu'au milieu du siècle dernier, les
corps fibreux n'avaient été rangés dans aucun cadre noso-
logique. Certainement on ne peut mettre en doute qu'ils
n'aient été observés auparavant. Hippocrate, Ambr. Paré
semblent avoir vu quelque chose d'analogue. Mais tous ces
observateurs n'avaient sur ces productions que des idées
extrêmement confuses. Levret, dans son mémoire publié
en 1742, tout en méconnaissant la nature fibreuse de ces
productions, fut le premier qui en établit la symptomatologie et formula des indications thérapeutiques.

Depuis le commencement du xixᵉ siècle, les corps fibreux
semblent avoir été la préoccupation de presque tous les
chirurgiens, ainsi que nous le prouvent les nombreux tra-
vaux qui ont été publiés sur ce sujet. Bichat, dans son anatomie générale et ses leçons d'anatomie pathologique,
entrevit le premier la structure fibreuse de ces productions. Raux, Dupuytren (*Leçons orales*), Bayle (*Dict. des
sciences médicales*), Cruveilhier (*Anat. path.*) vinrent à leur
tour compléter les notions qu'on avait déjà sur la véritable
nature des corps fibreux. Citons enfin le mémoire d'Hervez
de Chégoin publié en 1829 (*Journal général de médecine*),

celui d'Amussat (1843), les thèses d'agrégation de Malgaigne, 1832; de Jarjavay, 1850; de M. Guyon, 1860, et nous aurons énuméré les ouvrages les plus remarquables et les plus complets qui aient été écrits sur ce sujet.

Cette énumération serait encore incomplète si nous passions sous silence les savantes recherches de MM. Lebert, Robin, Broca, Virchow, qui, aidés du microscope, sont venus apporter de nouvelles lumières.

Mais presque tous ces auteurs ne se sont occupés qu'incidemment des corps fibreux de l'utérus dans leurs rapports avec la grossesse et l'accouchement. Levret publia le premier trois observations de corps fibreux de l'utérus, et il s'appuya sur elles pour admettre la possibilité de la grossesse malgré cette complication. Un certain nombre d'observations semblables furent ensuite publiées par Chaussier, Mme Lachapelle, Outrepont. Mais le premier travail sérieux sur cette question parut en 1844, il est dû à Oldham; puis vinrent les recherches de Danyau (*Journal de chirurgie de Malgaigne*, 1844); celles de Forget (*Bulletin thérapeutique*, 1846). Depuis cette époque, tous les traités d'accouchements s'en sont occupés à propos de la dystocie. La Société de chirurgie a discuté en 1858 cette question importante. Enfin M. Guéniot a publié dans la *Gazette des hôpitaux*, 1864, un mémoire très-intéressant sur certains phénomènes non encore signalés qui obscurcissent le diagnostic des tumeurs fibreuses de l'utérus.

CARACTÈRES, SIÉGE ET DÉVELOPPEMENT DES CORPS FIBREUX.

Les corps fibreux de l'utérus, envisagés en eux-mêmes, c'est-à-dire énucléés du tissu utérin, ont une forme en général arrondie ou globuleuse. Mais cette forme est susceptible de grandes variations. Souvent ils sont coniques, piriformes, en massue, ou même tout à fait allongés. Quelquefois ils sont aplatis, comme on le voit dans certains cas de tumeurs multiples. Cette disposition tient à ce qu'ils se pressent mutuellement les uns contre les autres. D'après Mme Boivin la forme aplatie s'observerait toutes les fois qu'ils sont interstitiels et situés sur la ligne médiane. Quand ces tumeurs viennent à se confondre, à se souder ensemble, elles forment une masse qui prend un aspect irrégulier, bosselé. On comprend du reste combien le siége et la marche de ces tumeurs ont d'influence sur leur forme. Toutes les fois qu'ils sont renfermés dans le tissu utérin, ils sont en général sphériques, globuleux ou aplatis; toutes les fois au contraire qu'ils sortent de l'utérus pour se développer, soit dans le vagin, soit dans l'abdomen, ils ont une grande tendance à prendre la forme ovoïde où puriforme à grosse extrémité libre. C'est qu'en effet la partie adhérente au tissu utérin est comprimée et comme étouffée, tandis que l'autre a toute latitude pour se développer. Il y a cependant d'assez nombreuses exceptions, qu'on ne peut du reste nullement expliquer : telle est la forme conique à grosse extrémité adhérente.

Les différences de volume sont encore bien plus marquées que celles de forme. Les uns ont le volume d'une tête d'épingle, d'une lentille; d'autres au contraire égalent celui de la tête d'un fœtus et même d'un adulte. M. le Dr Luys a rapporté à la Société médicale d'observation ce fait d'une tumeur fibreuse multiple qui remplissait tout l'abdomen de la malade, et dont le poids s'élevait à 16,500 gr. Gaultier de Claubry père a vu une tumeur fibreuse de 39 livres. On comprend facilement quelle influence une semblable tumeur aurait exercé sur l'accouchement.

Ces tumeurs seraient, d'après Cruveilhier, ordinairement solitaires; cela se rencontre en général quand elles sont très-grosses. Mais presque toujours elles sont multiples et de grosseur différente; quelquefois même le nombre en est considérable. Le plus souvent elles sont fermes et élastiques, et d'une dureté toute spéciale. Elles se laissent couper assez difficilement, et leur surface de section rappelle assez bien l'aspect des disques intervertébraux. On peut suivre dans certains cas la disposition des fibres : tantôt elles sont irrégulières et entre-croisées dans tous les sens; tantôt elles semblent partir d'un point central et s'irradient par groupe vers la périphérie. Leur surface est imbibée par un liquide jaunâtre, transparent et filant, ayant beaucoup d'analogie avec le blanc d'œuf. Ce liquide est infiltré dans la tumeur, et, pour l'obtenir, il suffit de racler la surface sectionnée. Il diffère du suc cancéreux d'abord quant à son aspect extérieur et microscopique, et ensuite en ce qu'il ne fait aucune émulsion avec l'eau.

Les corps fibreux peuvent se développer sur tous les points de l'utérus. Il en est cependant qu'ils semblent adopter de préférence. En général le corps est bien plus souvent atteint que le col, et celui-ci reste souvent indemne, alors même que le corps présente plusieurs tumeurs.

Nous empruntons à M. Guyon la statistique suivante. Sur 140 cas de tumeurs observés sur 132 utérus:

 110 occupaient le corps,
  21 le col,
   9 siége mixte ou anormal.

Et sur 52 cas où le point d'insertion de ces tumeurs est désigné :

 22 étaient insérées sur la paroi postérieure,
 18 sur la paroi antérieure,
 12 sur le fond.

C'est donc sur la paroi postérieure de l'utérus que s'implantent surtout les corps fibreux. Si nous envisageons maintenant le siége anatomique, nous voyons que ces tumeurs peuvent naître sur trois points principaux : au milieu du tissu utérin, et sur un point très-rapproché, soit de la surface péritonéale, soit de la cavité utérine. Cette variété de siége donne lieu aux trois espèces de tu-

meurs désignées sous le nom de tumeurs fibreuses interstitielles, sous-péritonéales et sous-muqueuses. Au point
de vue anatomique, il n'existe aucune différence entre ces
trois espèces : toutes ont pris naissance au milieu des fibres
utérines. Seulement celles qui se développent près de la muqueuse ou de la périphérie feront saillie presque sûrement
sous la muqueuse et sous le péritoine, entraînant toujours
avec elles une couche, si mince soit-elle, de tissu utérin qui
la sépare au début de la muqueuse ou de la séreuse. Cette
division n'est donc acceptable qu'au point de vue de la
symptomatologie.

Le développement de ces tumeurs est extrêmement
remarquable et mérite de nous arrêter un instant.

Les tumeurs interstitielles qui se développent au milieu
même du tissu utérin, ayant à lutter contre une pression
continuelle et égale, se développent lentement et d'une
manière toute spéciale, très-bien étudiée par Amussat. Ces
tumeurs peuvent se développer, soit dans la paroi postérieure de l'utérus, soit dans la paroi antérieure, soit sur les
côtés, soit enfin sur le fond.

Lorsqu'elles se développent dans la paroi postérieure,
elles dilatent peu à peu cette paroi, la dédoublent comme si
elle était composée de deux feuillets et s'en forment une
espèce de coque ou d'enveloppe, qui s'amincit de plus en
plus à mesure que la tumeur augmente de volume. Dès
qu'elles ont envahi toute l'étendue de la paroi postérieure,
elles viennent faire saillie dans le vagin en dédoublant la
lèvre postérieure du col. (On voit alors, à mesure que la tumeur augmente, l'ouverture du col prendre une forme
de plus en plus transversale, s'amincir et former un véritable croissant à concavité inférieure et postérieure. Ajoutons que, par suite du développement graduel du corps
fibreux, les axes normaux de l'utérus sont modifiés, et que
le col est alors porté quelquefois directement sous la symphyse du pubis. Nous reviendrons sur cette particularité
un peu plus loin.

Si elles se développent dans la paroi antérieure, on observe absolument les mêmes phénomènes. La paroi antérieure se dédouble, s'amincit, et la paroi postérieure au contraire s'hypertrophie. Quant au col, il est refoulé dans la concavité du sacrum. Il en est de même quand elles prennent naissance sur une des parties latérales ; dans ces cas, le col est dirigé du côté opposé.

Mais elles peuvent aussi prendre naissance sur le fond même de l'utérus. On les voit alors repousser devant elles la paroi utérine de haut en bas, et, arriver ainsi jusqu'à l'orifice du col, toujours précédées de la muqueuse qu'elles chassent devant elles.

Lorsque les corps fibreux sont sous-péritonéaux, ils se présentent sous deux aspects : tantôt ils sont sessiles et font salllie à la surface de l'utérus sous forme de bosselures plus ou moins grosses ; tantôt au contraire ils sont pédiculés et occupent, soit la cavité péritonéale, soit la cloison recto-vaginale. Ce pédicule peut varier d'épaisseur ; il peut être assez large et contenir une quantité notable de fibres musculaires, mais en général il est mince et de la grosseur d'un porte-plume ; il est alors constitué seulement par du tissu cellulaire et les deux feuillets péritonéaux. Il est en général très-peu vasculaire ; exceptionnellement, on l'a trouvé pourvu d'artères et de veines assez grosses pour produire des hémorrhagies au moment de sa section. Aussi quelques auteurs recommandent-ils de rechercher les pulsations avant de le couper.

L'extrême ténuité du pédicule nous explique sa rupture sous l'influence d'une chute, ou par suite du seul poids de la tumeur. Le corps fibreux revêtu de ses enveloppes tombe alors dans la cavité abdominale et peut y demeurer ainsi pendant très-longtemps sans aucun accident. En général, il reste stationnaire et contracte des adhérences avec les parties ambiantes ; plus rarement il reste toujours libre et flottant dans la cavité abdominale. Quoi qu'il en soit, il ne subit aucune transformation spéciale qui soit capable d'aggraver l'état général. On doit sans aucun doute attribuer cette innocuité au peu de vitalité de la tumeur et surtout à l'absence complète du contact de l'air.

Les corps fibreux sous-péritonéaux sont susceptibles d'acquérir un grand développement. Ils restent dans le petit bassin tant que leur volume peut le permettre ; mais, dès qu'ils sont trop considérables, ils franchissent le détroit supérieur, entraînant l'utérus avec eux à tel point qu'il est quelquefois difficile d'atteindre le col. L'utérus suit ainsi la tumeur jusqu'à ce que ses points d'attache ne lui permettent plus aucun déplacement. Alors, ne changeant plus de place, il changera de forme, et par suite des tractions continuelles exercées par la tumeur, il se fait une véritable élongation du corps et du col de l'utérus, favorisée par le ramollissement et l'hypertrophie de cet organe.

Les corps fibreux sous-péritonéaux sont ceux qui occasionnent le moins d'accidents pendant la grossesse et après l'accouchement. Cela se comprend facilement, puisqu'ils ne tiennent à l'utérus que par un mince pédicule, et qu'ils se développent presque toujours dans la cavité abdominale. Malheureusement il n'en est pas toujours ainsi. Dans certains cas, grâce au long pédicule dont ils sont munis, ils descendent dans l'excavation au moment de l'accouchement, et deviennent ainsi une cause très-grave de dystocie. D'autres fois ils se sont développés dans la cloison rectovaginale et n'ont pu sortir de l'excavation.

Les corps fibreux sous-muqueux, appelés aussi polypes fibreux, naissent dans une partie du tissu utérin assez rapprochée de la muqueuse utérine. Cette condition est indispensable ; car, s'ils naissaient plus profondément, ils seraient et resteraient toujours interstitiels, n'ayant pas assez de force pour déplacer une masse musculaire considérable. Il font donc presque de suite saillie dans la cavité utérine, recouverts par la muqueuse seule ou doublée de quelques fibres musculaires. A mesure qu'ils se développent, le tissu utérin prend la place de ce corps étranger, grâce à la puissance contractile de ses fibres, et bientôt celui-ci est pour ainsi dire chassé de sa loge. Mais les fibres musculaires qui ont été poussées au-devant d'eux et celles qui avoisinent leur circonférence se rétractent à leur tour et forment ainsi le pédicule. A ce moment le corps fibreux est donc contenu dans la muqueuse et maintenu à l'utérus par le pédicule. Il forme alors ce qu'on a appelé polype intra-utérin. Mais bientôt il remplit toute la cavité utérine, et si sa marche est croissante il pénètre dans le col en le dilatant et finit par le traverser, poussé par les contractions utérines. Dès qu'il est sorti du col, il progresse en général assez vite, n'ayant plus d'obstacle à franchir. Il envahit le vagin, repoussant toujours au-devant de lui la muqueuse utérine, qui alors contribue à former le pédicule. Comme on peut le voir, le pédicule existe dès que le corps fibreux fait saillie dans l'utérus, et la constriction du col n'a aucune influence sur sa formation. Le pédicule de cette variété de tumeur est en général implanté au fond de l'utérus entre les trompes, comme on peut le voir d'après les cas rapportés par Lisfranc. Cette disposition particulière expose quelquefois à un accident, dont les suites peuvent avoir des conséquences fâcheuses, nous voulons parler du renversement complet ou incomplet de l'utérus, consécutif à l'accouchement.

Telles sont les généralités que nous tenions à résumer avant d'entrer en matière. Comme on peut le voir, il ressort de tous ces détails :

1º Que les corps fibreux sont des productions morbides fermes, dures et élastiques, siégeant le plus souvent sur le corps de l'utérus ;

2º Qu'ils peuvent atteindre dans quelques cas des dimensions considérables ;

3° Qu'ils peuvent déterminer, suivant leur siége et leur volume, soit des déviations utérines, soit des obstructions de la cavité utérine complètes ou incomplètes.

Il nous reste maintenant à examiner une question extrêmement importante, relative aux modifications que la grossesse imprime aux corps fibreux. Il existe, en effet, entre l'utérus et ces productions, des rapports si intimes et une analogie de structure si grande, qu'il est impossible de supposer qu'il se fasse un travail quelconque du côté de cet organe, sans qu'elles s'en ressentent plus ou moins. Avant donc de rechercher l'influence des corps fibreux sur la grossesse et l'accouchement, voyons quels changements l'utérus gravide apporte à la structure et à la vitalité des corps fibreux de l'utérus.

Dès que l'ovule est arrivé dans la cavité utérine, il se fait du côté de cet organe des transformations remarquables, en rapport avec le rôle important qu'il va jouer. Son tissu, qui était dur et résistant comme du tissu fibreux, devient mou et flasque ; ses parois, par suite de l'accroissement de volume des éléments musculeux déjà existants, et de la formation d'éléments musculeux nouveaux, s'hypertrophient. Son système vasculaire surtout prend des proportions considérables. Les capillaires deviennent trèslarges, et les veines forment un système de canaux situés au centre du système musculaire, s'anostomosant et formant à leur point de réunion des confluents dont la largeur peut quelquefois permettre l'introduction de l'extrémité du petit doigt.

Une semblable exagération de vitalité doit influer nécessairement sur les productions pathologiques en connexion avec l'utérus. C'est ce que nous voyons pour les corps fibreux. Quoique ceux-ci n'aient le plus souvent que des rapports de contiguïté avec les parois utérines, ils n'en éprouvent pas moins des transformations analogues. Sous l'influence de la gestation, ils participent à cet accroissement général de volume et de vascularisation qu'on observe quelquefois dans leurs caractères physiques. C'est alors qu'ils deviennent mous, fluctuants, et qu'ils peuvent faire croire à la présence d'un kyste, comme on peut le voir dans l'observation si détaillée de Cazeaux.

OBSERVATION I.

En février 1853, je fus appelé à donner des soins à une jeune dame à terme de sa troisième grossesse, et chez laquelle les eaux s'étaient écoulées depuis quatre jours. En pratiquant le toucher, je fus très-étonné de trouver toute l'excavation remplie par une tumeur qui paraissait avoir le volume de la tête d'un fœtus à terme. Il me fut tout d'abord impossible de trouver l'orifice, et ce ne fut qu'en portant le doigt très-haut, en avant à gauche, que je pus glisser l'index dans une espèce de doigt de gant qui me parut être le col avec toute sa longueur. Pénétrant plus profondément, j'arrivai enfin à l'orifice interne au-dessus duquel je sentis la tête fœtale. Quelle était la nature de cette énorme tumeur, qui avait ainsi dévié le col et s'était opposée à l'effacement qu'il doit subir dans les dernières semaines de la grossesse ? Quel était son siége ?

J'avais d'abord espéré avoir simplement affaire à une obliquité antérieure très-exagérée du col, et je me demandais si ce qui arrive quelquefois pour la lèvre antérieure ne se présentait pas ici pour la lèvre postérieure, et si celle-ci, fortement abaissée par la partie fœtale, ne constituait pas à elle seule la tumeur qui remplissait l'excavation. Mais cette tumeur offrait une consistance toute particulière et une apparence de fluctuation qui ne ressemblait guère à la dureté de la tête ; et cette hypothèse n'expliquait pas la persistance et l'exagération de la longueur du col. Un nouvel examen me disposait à croire à une tumeur solide développée dans l'épaisseur du col.

Les eaux continuaient à couler depuis quatre jours sans aucune douleur, je résolus d'attendre. Le lendemain, les choses étant dans le même état, je fis prier M. Dubois d'examiner la malade.

Après un examen prolongé, M. Dubois crut à l'existence d'un kyste liquide dans l'épaisseur d'une des lèvres, en conséquence il conseilla d'attendre et de ponctionner si, après une certaine durée du travail, la tumeur paraissait constituer un obstacle insurmontable.

Je n'acceptai pas d'abord ce diagnostic ; mais attendre les douleurs me parut aussi ce qu'il y avait de plus sage. Celles-ci se manifestèrent franchement le lendemain soir, cinq jours après la rupture des membranes ; elles durèrent toute la nuit sans produire aucune modification, ni dans la tumeur, ni dans la situation et la longueur du col ; pour éclairer le diagnostic, j'introduisis toute la main dans l'excavation, et, embrassant toute la tumeur, je déclarai avec joie à mon confrère, M. Parchappe, que je m'étais trompé, que M. Dubois avait raison, et que fort heureusement nous avions affaire à un kyste.

Armé d'un long trocart qui avait au moins 3 millimètres de diamètre, je fis une ponction, et, à ma grande surprise, il ne sortit rien. En vain je cherchai à déboucher la canule : rien.

Mes sensations étaient si nettes, et j'étais tellement convaincu que j'avais affaire à un kyste, que je n'hésitai pas à ponctionner de nouveau : même résultat. Il fallut bien renoncer à cette idée.

En l'absence de M. Dubois, je priai mon confrère et ami M. Danyau de venir m'aider de ses conseils. Je lui racontai tout ce qui s'était passé, j'insistai surtout sur le résultat de mes deux ponctions, et malgré cela M. Danyau, après avoir examiné la malade, resta convaincu de l'existence d'un kyste. Il n'y avait aucun inconvénient à ponctionner de nouveau. Il pratiqua deux ponctions successives, il ne s'écoula pas la moindre goutte de liquide. Il fallut bien se rendre à l'évidence : ce n'était pas un kyste.

Mais que faire alors ? Nous n'entendions plus les battements du cœur. Après avoir constaté notre impuissance à établir un diagnostic rigoureux sur la nature de la tumeur, nous pensâmes que, grâce à sa consistance molle et comme fongueuse, il nous serait possible de l'inciser dans toute son épaisseur et de nous frayer ainsi un passage pour arriver jusqu'au fœtus et l'extraire. Après l'incision, pensions-nous, le sang ou les liquides infiltrés dans cette espèce d'éponge s'écouleront, le volume de la tumeur diminuera et nous permettra peut-être l'extraction de l'enfant. La tumeur fut donc divisée en deux portions latérales, et nous pûmes arriver jusque sur la tête.

Le forceps fut d'abord appliqué avec beaucoup de peine ; mais, malgré la diminution qu'avait subie la tumeur, elle obstruait l'excavation tout entière, et l'extraction de la tête fut impossible. La crâniotomie et l'application du céphalotribe ne furent pas plus heureuses.

Le sang s'échappait en nappe de la tumeur incisée. La malade, pâle et décolorée, était à bout de ses forces. Les efforts utérins s'affaiblissaient de plus en plus. Un bien faible espoir nous restait : la version pelvienne. Elle fut immédiatement pratiquée, et le tronc du fœtus entraînant la tumeur tout entière au dehors, nous permit enfin d'extraire le fœtus.

L'opération avait duré deux heures. La malheureuse dame était épuisée. Avant d'extraire le délivre, le seigle ergoté fut administré, l'utérus frictionné vivement, et le placenta fut presque chassé spontanément. Mais, malgré toutes nos précautions, malgré l'emploi des toniques et excitants de toute sorte, la matrice laissa encore échapper un peu de sang, et chez une femme déja épuisée par le sang perdu pendant l'opération, il n'en fallut pas davantage pour causer une terminaison fatale. Elle expira une demi-heure environ après l'accouchement.

L'autopsie fut faite. La tumeur, plus grosse que la tête d'un enfant à terme, était développée dans la lèvre antérieure du col. Son poids très-considérable avait, pendant la vie, imprimé au col un mouvement de torsion, par suite duquel la lèvre postérieure était devenue antérieure, ce qui explique la situation de l'orifice, comme le siége de la tumeur explique la longueur du col persistant malgré les progrès de la grossesse.

La tumeur était formée par un tissu mollasse et comme raréfié, une véritable éponge ressemblant au tissu placentaire raréfié, et dont les mailles circonscrivaient de nombreuses cavités dans lesquelles nous n'avons trouvé aucun liquide. L'examen le plus minutieux ne nous fait voir aucun élément nouveau, aucun produit pathologique de nouvelle formation. C'était tout simplement une hypertrophie du tissu du col.

Ajoutons, pour justifier le choix de cette observation, qu'en 1857, Cazeaux avait complètement changé d'avis, et qu'il disait à la Société de chirurgie: « Mon avis est que, sous l'influence de l'activité circulatoire produite par la gestation, la tumeur s'était artérialisée. Malheureusement l'autopsie n'a pu le démontrer. »

Les corps fibreux peuvent donc, sous l'influence de la gestation, changer complètement d'aspect et de structure. Ils peuvent, comme nous venons de le voir, se ramollir tellement qu'il est imposible, même aux accoucheurs les plus habiles, de les reconnaître. Ce ramollissement n'envahit pas toujours la tumeur tout entière. Il est tantôt central et comparable à celui de certaines tumeurs encéphaloïdes, tantôt superficiel, et consiste en un simple assouplissement du tissu morbide. Nous ne chercherons point à expliquer la manière dont se fait cette modification. Peut-être se passe-t-il quelque chose d'analogue à ce qu'on observe sur le col de l'utérus? Nous ne le croyons cependant pas, et pour nous la disparition d'une grande partie du tissu fibreux de la tumeur et l'extrême abondance des vaisseaux nous paraissent être la principale cause de ce nouvel état. Nous mettons, bien entendu, de côté tout ramollissement pathologique dû à une transformation purulente ou kystique de la tumeur.

Malheureusement cette modification spéciale dans la structure et la consistance des tumeurs fibreuses de l'utérus est très-rare. Le plus souvent, sous l'influence de la grossesse, elles augmentent surtout de volume et perdent peu de leur consistance normale.

OBSERVATION II.

La nommée X..., entrée à l'hôpital Cochin (Maternité annexe, service de M. Benjamin Anger) dans la nuit du 16 mai 1872, accouchée normalement à deux heures du soir, le 17 mai.

Cette femme, peu après son acouchement, nous fait part des craintes qu'elle avait depuis le début de sa grossesse de ne pouvoir accoucher. Elle nous raconte qu'il y a deux ans, comme elle souffrait beaucoup dans le ventre et dans les reins, elle avait été à la consultation de l'hôpital Saint-Antoine. Le chirurgien qu'elle avait vu, après avoir pratiqué le toucher vaginal et rectal, lui avait dit qu'elle avait une tumeur de la matrice, et qu'elle ferait bien de faire en sorte de ne pas avoir d'enfants. Un an après, elle retournait à la consultation : les malaises avaient cessé et elle désirait savoir si la tumeur avait disparu. Elle vit le même chirurgien qui lui affirma que sa tumeur avait considérablement diminué de volume.

Sur ces entrefaites, elle devint enceinte, et aujourd'hui elle est accouchée et délivrée sans aucun accident. Elle souffre cependant de son ventre assez pour empêcher toute espèce d'exploration.

19 mai. Vomissements.—Ballonnement du ventre.—Pouls petit, filiforme, très-fréquent.

Le 20. L'état de la malade s'est aggravé cette nuit.— Peau froide visqueuse.— Pouls imperceptible.

Mort dans la soirée.

Autopsie 24 heures après la mort. Nous trouvons une péritonite généralisée, très-peu de pus et de fausses membranes, mais une injection énorme de tout l'intestin et du péritoine. L'utérus présente sur la paroi postérieure, à l'union du col et du corps, une tumeur du volume d'un poing d'adulte, rougeâtre à l'extérieur, un peu molle, mais très-élastique. Elle refoule le rectum assez fortement en arrière et l'utérus en haut et en avant. Elle tient au tissu utérin par un pédicule large de deux doigts et très-court. Ce pédicule s'enfonce dans le tissu utérin jusqu'au tiers externe de l'épaisseur totale. La tumeur incisée est blanchâtre. Son tissu est résistant. Le scalpel détache dans certains points une pulpe visqueuse et blanche.

Nous pourrions ajouter à cette observation bien d'autres faits prouvant d'une manière indubitable l'augmentation de volume de ces tumeurs sous l'influence de la grossesse; mais, pour éviter des redites, nous préférons renvoyer aux différentes observations que nous publions plus loin. Bien que nous pensions que cette hypertrophie des tumeurs fibreuses soit beaucoup plus fréquente qu'on ne le croit en général, nous sommes loin cependant de la croire constante. Par suite d'une prédisposition individuelle, il est des corps fibreux qui, après avoir acquis un certain volume, semblent rester stationnaires, malgré la grande fré quence des congestions utérines; les grossesses peuvent se multiplier, la tumeur conserve ses mêmes proportions et sa même consistance. Mais ces cas sont de beaucoup les plus rares; et, comme l'exception confirme la règle, nous croyons que le plus souvent les corps fibreux sont plus ou moins modifiés par la gestation. Peut-on trouver une raison qui nous explique ces différences si grandes dans le volume et dans la consistance de ces tumeurs? L'étude anatomique de ces productions peut seule nous la donner. Il est des cas où les corps fibreux ont un sytème vasculaire très-développé. Non-seulement les veines et les artères qui recouvrent la périphérie et font partie du pédicule sont devenues énormes, mais les vaisseaux de la substance corticale eux-mêmes qui à l'état normal sont si petits qu'ils ont été mis en doute, ont considérablement augmenté de volume. Or, n'est-il pas rationnel de supposer que cette vascularisation anormale doive produire sur les corps fibreux le même résultat que sur l'utérus? Le plus souvent, il est vrai, les vaisseaux périphériques sont seuls développés; mais cela ne suffit-il pas pour expliquer une légère hypertrophie?

Du reste, il est un fait incontestable, c'est que, par le seul fait de la grossesse, il se fait vers l'utérus un apport de matériaux nutritifs beaucoup plus considérable qu'à l'état normal; et ceux qui admettraient que ces productions pathologiques se nourrissent par simple imbibition, pourraient encore trouver là des raisons suffisantes de cette augmentation de volume. Quoi qu'il en soit, il est parfaitement établi que, sous l'influence de la grossesse, les corps fibreux subissent en général un accroissement de volume.

Mais nous avons dit plus haut qu'ils semblaient suivre l'utérus dans toutes ses modifications. Or, nous savons qu'une demi-heure après l'accouchement, si on palpe la région abdominale, on sent l'utérus formant une tumeur volumineuse et dure au-dessus du pubis. Nous savons aussi que le lendemain cette tumeur est encore plus dure, et a diminué de volume; que, vers le quinzième jour, elle ne fait plus qu'une faible saillie au-dessus du pubis, et qu'enfin, au bout de cinq à six semaines, l'utérus est presque revenu à son volume normal. Si donc la proposition que nous avons émise plus haut est vraie, les corps fibreux doivent suivre la même marche régressive. C'est en effet ce qui a lieu. Presque toujours, d'après M. Tarnier, ils s'atrophient peu à peu après l'accouchement et finissent par atteindre le même volume qu'ils avaient avant la grossesse, et dans certains cas ils peuvent même disparaître. Cazeaux a observé deux faits de ce genre.

OBSERVATION III.

Une dame, à laquelle je donnais des soins, fit une fausse couche. Je reconnus sur la partie latérale de l'utérus la présence d'une tumeur fibreuse, grosse comme la tête. Avant la grossesse, jamais la malade ne s'en était aperçue. Je pus, à la suite de cette fausse couche, sentir la tumeur et apprécier son volume. Mais, par des examens successifs, je reconnus qu'elle diminuait sensiblement ; et, après un certain nombre d'années, il m'était impossible d'en retrouver les traces. (CAZEAUX.)

Le même auteur a observé dans sa pratique un fait absolument analogue.

L'observation V semble également venir à l'appui de l'opinion de Cazeaux et de M. Tarnier ; car la tumeur du col qui avait été cause de stérilité pendant six ans et de dystocie au moment de l'accouchement, disparut au point de permettre deux autres couches naturelles, et dans la suite une menstruation régulière.

Si cette marche si remarquable des corps fibreux avait été suivie avec plus de soin par les nombreux accoucheurs qui ont rapporté des faits de dystocie causés par ces tumeurs, nous sommes persuadé que les observations à l'appui de cette opinion ne nous manqueraient pas. Nous n'aurions pas souvent à enregistrer des cas aussi favorables que ceux dont parle Cazeaux, mais nous constaterions souvent une diminution très-sensible du volume de ces tumeurs. Telle est du moins l'opinion de Cazeaux. D'après lui, cette atrophie serait la règle toutes les fois que ces corps fibreux n'ont annoncé leur présence que pendant le cours de la grossesse. M. Huguier, tout en n'excluant pas cette tendance des corps fibreux à s'atrophier après l'accouchement, croit que cette diminution de volume est un fait assez rare. Pour lui, si Cazeaux a émis une opinion aussi favorable à cette manière de voir, cela tient à la confusion qui règne sur le diagnostic des tumeurs fibreuses. D'après lui, les tumeurs fibreuses simples peuvent bien diminuer un peu de volume, si elles sont pédiculées et que ce pédicule soit étroit ; mais jamais elles ne disparaissent. Or, on aurait souvent confondu ces tumeurs fibreuses simples avec : 1° les tumeurs fibreuses multiloculaires qui sont liées entre elles par des tissus qui se congestionnent, et qui, augmentant de

volume sous l'influence de la grossesse, peuvent faire croire
à un accroissement général de la tumeur ; 2° avec les tumeurs hypertrophiques ; 3° avec les tumeurs cellulo-vas-
culaires qui semblent fluctuantes ; 4° avec les tumeurs
sanguines (anciens hématocèles) ; 5° avec des kystes de
l'utérus. Ces tumeurs auraient les mêmes caractères physiques, et en s'ouvrant peuvent disparaître et faire croire
à une tumeur fibreuse disparue.

En somme, dans ses conclusions, M. Huguier admet une
tendance manifeste de la part de ces tumeurs à s'accroître
pendant la grossesse et à perdre une partie de leur volume après l'accouchement. Il est impossible, en effet, de
nier un fait aussi évident. On peut varier d'opinion sur sa
fréquence, mais on est obligé d'admettre que les corps
fibreux de l'utérus sont susceptibles de subir des modifications analogues à celles qu'on observe sur l'utérus pendant la gestation.

Telles sont les modifications pour ainsi dire physiolo-
giques que la grossesse apporte dans la consistance et la
structure des corps fibreux. Malheureusement des causes
diverses viennent quelquefois entraver cette évolution que
nous appellerons naturelle et donner lieu à des accidents
très-graves ou mortels. Nous ne ferons que les rappeler
ici, nous réservant d'en parler longuement à propos des
suites de couches. Les principaux sont : 1° la purulence
de la tumeur, comme nous le montre l'observation XIII,
avec issue du pus dans l'abdomen, et péritonite consécu-
tive ; 2° la gangrène et l'infection purulente.

SECONDE PARTIE

De l'influence du corps fibreux sur la fécondation.

Jusqu'ici tous les auteurs qui se sont occupés de corps fibreux ont, selon nous, passé trop légèrement sur l'influence que ces tumeurs peuvent avoir sur la fécondation. Tous s'accordent bien à dire qu'elles diminuent en général le nombre des conceptions ; mais ils semblent ne reconnaître qu'une cause à ce fait, l'obstacle opposé par les productions pathologiques au liquide fécondant. Il est un fait hors de doute, c'est que, toutes les fois que cet obstacle mécanique existe, il est parfaitement inutile de rechercher une autre cause pour expliquer la diminution du nombre des conceptions ou la stérilité. Mais cet obstacle existe-t-il toujours, et, dans certains cas, n'est-on pas obligé d'avoir recours à d'autres explications ?

Si nous nous rappelons les signes des corps fibreux, nous voyons qu'ils occasionnent presque toujours des déviations utérines pouvant atteindre quelquefois un degré très-prononcé. L'antéversion est la plus commune : le fond de l'utérus est plus ou moins porté en avant et peut aller jusqu'à s'appliquer contre la symphyse du pubis, pendant que le col s'élève proportionnellement en arrière dans la concavité sacrée, refoulant la paroi postérieure du vagin et la face antérieure du rectum, au point de s'y creuser une loge. La rétroversion, plus rare, produit l'effet opposé et le col peut remonter vers la symphyse du pubis, au point de refouler au-devant de lui le col et le bas-fond de la vessie. Or, lorsque de semblables déviations existent, est-il besoin, pour expliquer la diminution des conceptions ou la stérilité, de supposer un obstacle matériel, siégeant soit dans le col, soit dans le corps de l'utérus? Évidemment non. Les déviations utérines sont par elles-mêmes aussi capables de s'opposer à l'entrée du sperme dans la cavité utérine que les corps fibreux. Leur influence est du reste si peu douteuse que tous les auteurs qui se sont occupés des maladies des femmes les rangent parmi les causes les plus fréquentes de stérilité. Nous ne voyons donc pas pourquoi elles cesseraient d'agir toutes les fois qu'elles reconnaîtraient pour cause les corps fibreux. Une observation que nous avons recueillie dans le service de M. Desnos, à Saint-Antoine, vient à l'appui de notre raisonnement.

OBSERVATION IV.

La femme X...., entrée le 3 décembre 1869, salle Sainte-Thérèse, n° 7, se plaint de douleurs abdominales très-vives et presque continuelles, s'exaspérant surtout au moment de ses règles. Elle dit souffrir ainsi depuis quinze ans. Réglée à 13 ans, elle a été très-bien portante jusqu'à l'âge de 24 ans, époque à laquelle elle s'est mariée. Depuis ce moment, elle a commencé à souffrir dans les reins et le bas-ventre. Ces souffrances n'ont jamais été bien vives, mais presque continuelles, avec exacerbation à l'époque des règles, qui, du reste, ont toujours continué à venir régulièrement et avec le même caractère qu'autrefois. Elle a conservé son appétit, mais elle est presque toujours constipée. Elle n'a jamais eu d'enfants, quoique mariée depuis douze ans.

Le toucher vaginal fait constater de suite une rétroversion très-prononcée. Le corps de l'utérus est appliqué contre la symphyse du pubis ; les culs-de-sac sont libres. Le col de l'utérus est très-difficile à atteindre : il est situé dans la concavité du sacrum, et repousse un peu le rectum en arrière. La masse de l'utérus est assez mobile pour que le doigt puisse faire basculer le corps de l'utérus. Le palper abdominal fait découvrir une tumeur semblant prendre naissance sur la face antérieure et médiane du corps de l'utérus, et s'étendant jusque dans la fosse iliaque droite. Cette tumeur est dure, mobile et de la grosseur du poing à peu près. M. Desnos diagnostique une tumeur fibreuse de l'utérus sous-péritonéale et pédiculée.

Le cathétérisme de l'utérus fut pratiqué, et la cavité utérine fut trouvée entièrement libre. Comme il était impossible de guérir une semblable déviation, rien ne fut tenté dans ce but. Il fut prescrit le repos, un purgatif le premier jour, et des lavements tous les deux jours.

Le 24 du même mois, la malade partait soulagée.

Nous regrettons de ne pas avoir à notre disposition d'autres observations aussi concluantes que celle-là. Elles nous permettraient d'affirmer un fait que nous croyons vrai.

Mais les corps fibreux ne se bornent pas à faire subir à l'utérus des changements de position. Leur présence seule dans l'utérus peut déterminer du côté de cet organe des phénomènes particuliers d'irritation dont les symptômes varient, mais dont les conséquences sont absolument les mêmes. Cette irritation peut porter soit sur la muqueuse, soit sur les fibres musculaires. Les symptômes auxquels elle donne lieu et le mode d'action étant complètement différents dans les deux cas, nous examinerons séparément ces deux variétés.

La muqueuse utérine se ressent presque toujours de la présence d'un corps fibreux situé dans l'utérus. Ces productions ne sont en effet autre chose que des corps étrangers susceptibles de vivre et de s'accroître. Leur présence seule, par conséquent, doit déterminer dès le début une irritation particulière sur toutes les parties constituantes de l'organe qui les contient. Tant que ces corps étrangers resteront stationnaires, cette irritation peut être faible, mais dès qu'ils subiront, pour un motif quelconque, une augmentation de volume, elle deviendra plus grande, et comme elle est continuelle, elle se traduira à un certain moment, surtout si le corps fibreux est près de la muqueuse, par une leucorrhée quelquefois très-abondante. Tantôt cet écoulement est muqueux, glaireux, et transparent ; tantôt il est sanguinolent ou purulent, mais toujours visqueux, caractère qui indique sa provenance de la cavité utérine. Quelle que soit du reste la nature de cet écoulement, nous croyons qu'il doit contribuer, lui aussi, à rendre moindre le nombre des conceptions, soit en obstruant, à cause de sa viscosité, l'orifice du col, soit en entraînant et en détruisant les spermatozoïdes. Ce serait évidemment mal comprendre notre pensée que d'attribuer à cette dernière cause une trop grande importance. Nous croyons en effet son influence très-limitée, mais cependant possible.

Il n'en est pas de même relativement à l'influence de l'irritation produite par les corps fibreux sur les fibres musculaires. Celle-ci est incontestable. Elle consiste en une véritable contraction spasmodique permanente des fibres musculaires qui entourent et avoisinent la tumeur. On comprend de suite que les conséquences de cette contraction seront différentes suivant le siége qu'occupera le corps fibreux. S'il est situé sur le fond de l'utérus, la contraction spasmodique n'aura aucune influence sur la fécondation : toute son action s'exercera sur l'œuf fécondé. Si au contraire il siége sur le col, elle aura pour résultat de rapprocher fortement les parois du col, de fermer l'orifice externe et de rendre ainsi toute fécondation impossible. Tel est le cas rapporté par Stoltz dans les *Annales de médecine universelle*.

OBSERVATION V.

M. B.... de S...., âgée de 26 ans, d'une taille moyenne, brune et irritable, d'une bonne constitution, était mariée depuis six ans sans avoir été enceinte. Son mari est fort, sanguin et bien portant. Elle-même avait toujours joui d'une assez bonne santé depuis son mariage.

Vers le mois de juillet 1826, elle me consulta pour des spasmes très-douloureux qui précédaient et accompagnaient l'éruption de ses règles depuis qu'elle était menstruée, c'est-à-dire depuis l'âge de 15 ans. Je lui prescrivis quelques antispasmodiques, dont elle n'éprouva pas beaucoup de soulagement; alors je demandai à l'examiner. Je trouvai les parties externes naturellement conformées, le vagin étroit, la portion vaginale du col de l'utérus comme chez une personne qui n'a jamais accouché, et en même temps très-ferme à son sommet, presque cartilagineuse, principalement à la lèvre antérieure ; l'orifice externe hermétiquement fermé et ne cédant pas à la pression du doigt, ainsi que cela a lieu ordinairement. Je ne doutai plus alors que la dysménorrhée et la stérilité ne dépendissent de cet obstacle mécanique, et je dirigeai mon traitement vers ce point. Je conseillai à M. B... de prendre, huit jours avant l'époque menstruelle, tous les deux jours, un bain composé d'eau simple, et de 8 à 10 livres d'une décoction de 20 onces d'herbe de ciguë, et d'autant de jusquiame. Je lui ordonnai en outre de faire tous les jours deux fois une injection de la même décoction, et, pour les rendre plus efficaces, elle les pratiqua couchée horizontalement, le bassin plus élevé que le reste du corps, et eut l'attention de placer chaque fois une éponge fine sur les parties externes, et de serrer les cuisses pour retenir aussi longtemps que possible la décoction en contact avec le col utérin et le vagin.

L'usage de ces moyens fut suivi d'un succès complet : non-seulement les règles vinrent, mais encore Mme B.... devint enceinte trois mois après avoir commencé ce traitement. La grossesse se passa d'une manière satisfaisante, hormis quelques signes de pléthore qui furent écartés par une saignée au bras. Rien de particulier ne se fit remarquer..... Vint le moment des couches. Alors de nouveaux spasmes du col se déclarèrent, et Stoltz, appelé, pratiqua le toucher, et trouva : « L'orifice de la matrice était dilaté d'un pouce ; son bord coupé en biseau et mince comme une feuille de papier. Dans l'épaisseur du segment inférieur derrière le pubis, un peu à droite et près de l'orifice, se trouvait une tumeur du volume d'un œuf, molle, mais très-douloureuse ; c'était la callosité trouvée au col pendant l'état de vacuité de l'utérus, qui, en se ramollissant au moment de l'accouchement, avait pris cet accroissement. » L'orifice se dilata peu à peu, et une application de forceps dans l'excavation termina l'accouchement.

La malade se rétablit très-bien. Elle eut seulement, durant plusieurs mois de suite, un écoulement blanc, quelquefois verdâtre, très-abondant et qui l'affaiblissait. Lorsque celui-ci eut cessé depuis quelque temps, elle conçut une deuxième fois et accoucha très-heureusement, et sans rien ressentir de son mal. La menstruation s'établit depuis sans la moindre incommodité.

Cette observation nous montre jusqu'à l'évidence l'influence des contractions spasmodiques du col sur la fécondation. Elle est d'autant plus intéressante qu'elle nous fait assister à la guérison de la contracture et à la cessa-

tion des troubles fonctionnels qui en étaient la conséquence. Une chose nous frappe cependant, c'est la longue
durée de cette contraction. Aussi nous sommes-nous de-
mandé si Stoltz n'avait pas eu affaire plutôt à une rigidité
anatomique qu'à une rigidité spasmodique. Les détails de
l'observation sont trop incomplets pour que nous puissions
juger la question. Disons cependant que Stoltz croyait à
une contracture spasmodique.

Ces cas de rigidités spasmodiques reconnaissant pour
cause un corps fibreux sont très-rares à l'état de vacuité ;
ils s'observent plutôt à l'état de gestation, soit au moment,
soit pendant un avortement ou un accouchement.

Pour nous, ces quatre causes, oblitération du conduit
utérin par la tumeur, déviations utérines, leucorrhée et
spasme du col, sont susceptibles à des degrés moindres
d'empêcher la fécondation. Elles peuvent donc agir isolé-
ment, mais en général elles se réunissent. C'est ce qui
explique la statistique du Dr West. Celui-ci a trouvé sur
un total de 96 malades atteintes de tumeurs fibreuses de
l'utérus, 82 femmes mariées et 20 femmes stériles. Les
62 autres avaient donné naissance à 124 enfants. Mais
31 seulement sur 62 n'avaient eu chacune qu'une seule
grossesse dont dix n'étaient pas venues à terme. Il est vrai
que 5 femmes avaient donné naissance chacune à trois
enfants, 4 à quatre, 3 à cinq, 1 à huit, 1 à neuf, 1 à dix.
Nous regrettons vivement que le Dr West ne nous donne
pas de renseignements sur le siége de ces différentes
tumeurs, la position du col de l'utérus et l'état de la
cavité utérine. Ils seraient d'autant plus intéressants que
les faits observés sont au nombre de 96, et que par conséquent il serait facile de juger du véritable rôle que joue
chacune des causes énumérées plus haut. Quoi qu'il en
soit, nous pouvons cependant tirer cette conclusion, à savoir que les tumeurs fibreuses diminuent le nombre des
conceptions, ou rendent complètement stériles.

INFLUENCE DES CORPS FIBREUX SUR LA GROSSESSE.

Le plus souvent les tumeurs fibreuses ne donnent aucun signe de vie pendant la grossesse, et les femmes n'éprouvent pendant toute la gestation rien qui puisse faire supposer chez elles quelque chose d'insolite. Elles ne ressentent aucune pesanteur dans le bas-ventre ; l'excrétion des matières fécales et des urines se fait d'une manière normale ; elles n'ont point de pertes, point de sensation de corps étrangers qui provoque des efforts d'expulsion. Rien en un mot ne peut faire soupçonner une complication, et la grossesse marche de la manière la plus heureuse jusqu'au terme. D'autres fois, mais bien plus rarement, dès le début de la grossesse apparaissent des douleurs extrêmement vives dans les reins ou dans le bas-ventre. Ces douleurs sont en général intermittentes et reviennent à propos d'une émotion, d'une fatigue. Elles semblent dues à une poussée congestive du côté de la tumeur.

Signalons aussi des troubles intestinaux caractérisés par de l'anorexie, des vomissements et l'alternative de constipation et de diarrhée.

Dans quelques cas la santé de la malade a été tellement altérée et la vie si compromise qu'on a été obligé d'avoir recours à l'avortement par la ponction de l'œuf, dans le but d'arrêter les accidents. M. Depaul cite un cas de ce genre observé dans sa clientèle.

A part ces cas tout à fait exceptionnels, ces petites complications n'ont d'autres résultats que de faire souffrir la femme enceinte et de la fatiguer. Elles n'ont aucune influence sur le produit de la gestation, et la grossesse suit son cours normal, à moins qu'un autre accident beaucoup plus sérieux ne survienne, nous voulons parler de l'avortement. L'avortement n'est donc point fatal toutes les fois qu'un corps fibreux complique la grossesse, mais il est assez fréquent pour que dans 13 observations complètes que nous avons pu recueillir, nous trouvions sur 47 grossesses 14 avortements, 1 accouchement prématuré et 32 accouchements à terme seulement. Nos autres observations sont malheureusement incomplètes et nous ne pouvons pas en tirer des conclusions.

Une chose nous frappe dans toutes ces observations, c'est de voir la facilité avec laquelle une grossesse arrive à terme quand elle a été précédée quelques mois auparavant d'un avortement causé par un corps fibreux. Ces cas sont si nombreux que nous sommes forcé de reconnaître que souvent les corps fibreux ne sont qu'une cause prédisposante d'avortement, et que pour que celui-ci ait lieu, il faut quelque chose de plus que la grosseur ou le siége de la tumeur. Une seule observation sur 30 nous prouve que les corps fibreux peuvent cependant ne jamais permettre au produit d'arriver à terme, nous la rapportons parce qu'elle est remarquable au point de vue du nombre considérable d'avortements.

OBSERVATION VI.

Mme Pr...., épouse d'un fabricant de draps à Louviers, vint nous consulter pour une perte de sang à laquelle elle était fort sujette depuis plusieurs années. Elle avait eu en cinq ans six avortements successifs. Son premier-né était le seul qu'elle eût mis au monde à terme, et cet enfant, que nous vîmes alors, était rachitique. L'examen nous fit reconnaître chez cette dame la présence d'un polype dont la base offrait le volume d'une moyenne prune (1 pouce de diamètre). Elle était encore contenue dans le col utérin qui était fort abaissé ; ses parois étaient très-molles ; il était facile de remonter le long du pédicule qui avait sa racine dans la cavité même de l'utérus.

Cette dame passa plus d'une année encore avec son polype, sans pouvoir se décider à en laisser faire la ligature quelque pressantes que fussent nos recommandations. Enfin, elle devint enceinte une huitième fois et avorta dans le courant du troisième mois. La perte de sang, qui n'avait point cessé, augmenta avec tant de violence qu'aussitôt que cette dame fut venue à Paris, où elle avait un magasin rue de Cléry, elle se fit opérer par Dupuytren. Mais l'utérus étant devenu le siége d'une fluxion sanguine, il survint au col plusieurs tumeurs tuberculées, qui amenèrent de nouveaux accidents, et la mort environ deux ans après la ligature du polype.

L'accident le plus à craindre dans le cours d'une grossesse compliquée de corps fibreux est donc l'avortement. Ces tumeurs agissent de deux façons principales pour le produire : 1° en provoquant une hémorrhagie utérine unique ou répétée qui décolle le placenta; 2° en rendant impossible la dilatation de l'utérus par leur présence, soit dans les parois même de l'organe, soit dans l'excavation.

L'hémorrhagie utéro-placentaire se comprend très-facilement si on se rappelle l'état de la muqueuse utérine pendant la grossesse. Sous l'influence de l'augmentation de volume du corps fibreux et de la congestion utérine si considérable pendant la gestation, il se fait une rupture d'un ou de plusieurs vaisseaux utéro-placentaires, et une hémorrhagie plus ou moins considérable en est la conséquence. Le sang peut ne s'infiltrer que dans un ou plusieurs lobes au début; mais une nouvelle hémorrhagie peut survenir qui décolle d'autres lobes, et provoque l'avortement. On a vu dans certains cas le sang nettement circonscrit en foyers multiples et réguliers : si la cause qui a produit ces épanchements cessait d'agir, nul doute que le fœtus continuerait à vivre; mais comme à mesure que la grossesse avance, la congestion augmente, et que l'excitation continuelle produite par ces productions morbides devient également de plus en plus grande, il s'ensuit qu'il se fait de nouvelles hémorrhagies qui provoquent définitivement l'avortement.

Mais la cause la plus fréquente de cet accident vient du défaut d'expansion de l'utérus. Les tumeurs sous-péritonéales n'opposent un obstacle sérieux que dans les cas où elles restent dans le petit bassin et ont pris un développement considérable. Les tumeurs interstitielles et sous-muqueuses, au contraire, sont celles qui empêchent le plus l'expansion utérine. L'utérus ne pouvant alors se prêter aux différentes phases d'accroissement du corps fibreux et de l'œuf, il s'établit une véritable lutte entre le contenant et le contenu, et bientôt, par suite de l'excitation trop vive produite sur la muqueuse ou d'un décollement du placenta, le travail se déclare et l'œuf ou le fœtus est expulsé.

L'époque à laquelle cet accident se produit est très-variable. On l'a observé depuis le début de la grossesse jusqu'au dernier mois. En général cependant les avortements sont plus fréquents que les accouchements prématurés.

Théoriquement on pourrait établir qu'il existe entre l'époque à laquelle se fera l'avortement et le siége du corps fibreux sur telle ou telle partie de l'utérus, un rapport très-évident. On sait, en effet, que l'utérus se développe jusqu'au sixième mois à peu près exclusivement aux dépens de sa partie supérieure et de son fond, et que les fibres du tiers inférieur ne participent à ce développement que dans les trois derniers mois. Si donc on tient compte du mode de développement de l'utérus pendant la grossesse, on peut prévoir que si le corps fibreux occupe le fond et toute la zone supérieure de l'organe, l'avortement aura lieu dans les premiers mois. Au contraire, il se fera plus tard si la tumeur existe dans la zone inférieure voisine du col ou dans le col de l'utérus.

Mais les faits démontrent qu'il n'existe en général aucune relation entre l'époque de l'avortement et le siége de la tumeur. C'est qu'en effet la présence de ces productions morbides ne suffit pas pour provoquer l'avortement, il faut encore que par leur consistance, leur volume, leur nombre et leur fixité, elles soient susceptibles d'empêcher les progrès de l'œuf ou du fœtus, et le développement de la matrice. Or, quoi de plus variable que les caractères de ces tumeurs. Tantôt aussi petites qu'un grain de chènevis, elles peuvent quelquefois atteindre des dimensions considérables et être comparées pour le volume à une tête d'adulte ; rarement uniques, plus souvent multiples, elles sont quelquefois en nombre considérable ; enfin presque toujours dures et élastiques, elles peuvent devenir extrêmement molles et tout à fait fluctuantes.

Il ne faudrait cependant pas croire que le siége de ces tumeurs n'influe en rien sur l'époque de l'avortement. D'après un relevé de nos observations qui sont au nombre de 31, nous trouvons que les tumeurs du col et surtout celles de la lèvre postérieure donnent |plus souvent lieu à un accouchement prématuré (7 mois, 7 mois et demi) qu'à un avortement, et que celles qui siégent sur la paroi antérieure, postérieure ou sur le fond de l'organe, semblent provoquer plutôt l'avortement vers le deuxième ou le troisième mois de la grossesse. Il résulte en outre de ces observations que lorsque la grossesse a dépassé le terme de sept mois et demi dans le premier cas, de trois mois dans le deuxième, elle arrive en général à bonne fin. Ainsi donc, sans attacher une trop grande importance au siége du corps fibreux, nous devons cependant en tenir compte, car dans certains cas les faits viennent justifier la théorie. Mais d'un autre côté on ne doit pas oublier que, relativement au nombre des accouchements à terme, les avortements sont des accidents assez rares, et que le plus souvent, malgré la présence des corps fibreux, la grossesse parcourt toutes ses différentes périodes.

Nous reviendrons du reste sur ce sujet quand nous nous occuperons du pronostic.

INFLUENCE DES CORPS FIBREUX SUR LES PRÉSENTATIONS.

L'existence des tumeurs fibreuses dans la cavité utérine semble avoir une influence incontestable sur les présentations du siége. Ainsi, d'après une statistique de M. Tarnier, sur 22 cas il a trouvé 13 présentations du sommet et 9 présentations de l'extrémité pelvienne. Or, d'après cet auteur, la proportion des premières aux secondes, sur des utérus normaux, est de 22 à 1. D'où vient cette énorme proportion des présentations du siége? c'est ce qu'il est difficile d'expliquer. Nous croyons cependant que ces tumeurs agissent en modifiant le développement et la forme habituelle de l'utérus ; il en résulte que l'ovoïde fœtal, tendant à s'adapter le plus possible à la cavité utérine, son extrémité la plus grosse va se loger dans le point le plus élargi de l'organe. Or, les tumeurs fibreuses siégeant beaucoup plus souvent sur le corps de l'utérus et sur la paroi postérieure, il s'ensuit que c'est surtout en haut que la cavité utérine doit être rétrécie, ce qui expliquerait jusqu'à un certain point la position du siége en bas.

INFLUENCE DES CORPS FIBREUX SUR L'ACCOUCHEMENT.

L'influence que les corps fibreux exercent sur la parturition est très-variable. Nulle dans certains cas, elle peut apporter dans d'autres un obstacle invincible à l'expulsion du fœtus ou à son extraction par les voies naturelles. Tout cela dépend : 1° du volume de ces tumeurs ; 2° de leur nombre ; 3° de leur structure ; 4° de leur siége ; 5° de leur mobilité et de leur immobilité.

1° *Obstacles dépendant du volume de la tumeur.* — Les dimensions des corps fibreux ont le plus souvent une influence capitale sur l'issue de l'accouchement. En général la dystocie sera en raison directe du volume de la tumeur, pourvu cependant que par son siége et sa consistance elle soit susceptible de gêner la marche de l'accouchement. On comprend facilement pourquoi nous faisons ces deux restrictions. C'est qu'en effet une tumeur volumineuse, développée dans le fond de l'utérus et faisant saillie sous le péritoine, n'apportera le plus souvent aucun obstacle à l'accouchement, tandis qu'une autre située sur le col ou dans l'excavation, bien que d'un petit volume, pourra occasionner des accidents sérieux. Il en est de même de la consistance : et il est facile de comprendre qu'une tumeur petite, mais dure et irréductible, constituera un obstacle bien plus sérieux qu'une autre plus grosse, mais molle et réductible.

Quoi qu'il en soit, pour qu'un corps fibreux soit une cause de dystocie, il faut qu'il ait au moins la grosseur d'un gros abricot ou d'un œuf de poule. Telle est du moins l'opinion que M. Tarnier a formulée en 1869 à l'Académie de chirurgie : « Pour qu'un fibrome utérin puisse devenir un obstacle sérieux à l'accouchement, il faut qu'il soit descendu dans l'excavation ou du moins dans l'ouverture du détroit supérieur. Il faut de plus qu'il ait un certain volume que j'estime très-arbitrairement, je l'avoue, à celui d'un œuf de poule. »

L'observation V en est un bel exemple. Mais disons de suite que dans ces cas l'obstacle qu'elles constituent est en général médiocre ; de telle sorte qu'on a plutôt affaire à un travail long et douloureux qu'à une véritable dystocie. Le plus souvent les tumeurs fibreuses sont plus volumineuses et elles agissent alors en rétrécissant tellement le bassin que l'accouchement naturel est impossible. On a vu cependant des tumeurs considérables ne pas gêner le travail, ou le gêner si peu que l'accouchement a pu se terminer sans aucune intervention. Béclard rapporte le fait d'une dame qui accoucha d'un fœtus mort, et chez laquelle on découvrit un corps fibreux remplissant presque toute l'excavation et ayant réduit le diamètre transverse à dix-huit lignes. Dugès et Boivin ont également observé un accouchement naturel chez une femme qui portait dans l'excavation une tumeur de la grosseur d'une tête d'a-dulte. Enfin l'observation suivante que nous empruntons à la *France médicale* de 1868, tout en attestant une fois de plus la possibilité d'un accouchement naturel malgré la grosseur de la tumeur, nous fait connaître un des procédés employés par la nature pour se débarrasser d'un obstacle.

OBSERVATION VII.

Une dame de 40 ans, d'une constitution délicate, chez laquelle une deuxième grossesse, séparée d'une première par dix-huit ans de stérilité, était venue aggraver considérablement un état d'épuisement causé de longue date par des hemorrhagies abondantes, par l'existence de plusieurs corps fibreux utérins et une atteinte de péritonite grave en novembre 1866.

M. Guéniot appelé en 1868, le 7 mars, auprès d'elle, vers le septième mois de la grossesse, constata par l'examen direct que l'abdomen de la malade était très-préominent et plus développé que ne le comporte une grossesse ordinaire de sept mois. La matrice elle-même était très-volumineuse et inclinée en avant. Plusieurs petites tumeurs fibreuses, mobiles et dures se reconnaissaient à la palpation, dans l'épaisseur ou à la surface de ses parois.

Le toucher donnait une tumeur volumineuse, irrégulière, arrondie, d'une dureté élastique, remplissant presque entièrement l'excavation pelvienne. De tous côtés le doigt rencontrait cette tumeur qui repoussait en avant le col utérin et aplatissait le rectum en arrière. Un intervalle de 3 centimètres à peine semblait la séparer du pubis où le col utérin, très-élevé, déformé, aplati, se trouvait refoulé contre la vessie. A sa partie inférieure, la tumeur répondait au coccyx, mais ses limites supérieures, même par le toucher rectal, échappaient à toute investigation ; le palper hypogastrique ne pouvait fournir aucune donnée sur une tumeur aussi en arrière et au-dessous du segment inférieur de la matrice.

Il s'agissait donc d'une tumeur dure, volumineuse et fixe, et implantée sur la face postérieure de la matrice, probablement vers la jonction du col avec le corps et anticipant sur ce dernier ; tumeur située au-dessous du péritoine, refoulant en bas la muqueuse vaginale et remplissant à peu près toute l'étendue du petit bassin. C'était donc évidemment une tumeur fibreuse qui, à moins de circonstances exceptionnelles, telles que la mort du fœtus, le ramollissement de la tumeur, son déplacement et son ascension au-dessus du détroit supérieur, mettrait un obstacle absolu au passage de l'enfant par les voies naturelles. MM. Depaul et Tarnier furent appelés en consultation par M. Guéniot et tous arrêtèrent unanimement : 1° de laisser la grossesse continuer son œuvre jusqu'à terme ; 2° pratiquer l'opération césarienne si au terme de la grossesse il ne s'était fait aucun changement dans la tumeur qui pût faire espérer un accouchement par les voies naturelles.

Le terme de la grossesse arriva. Le travail commença le 17 mai vers les six heures du matin ; à huit heures, ruptures des membranes qui donnèrent lieu à un écoulement abondant de liquide amniotique; à neuf heures, M. Guéniot constata que la tumeur avait subi un déplacement très-sensible; elle était accessible au doigt et se trouvait refoulée à droite et en arrière de manière à laisser derrière le pubis gauche un espace d'environ 5 centimètres. L'orifice utérin avait acquis une largeur supérieure à celle de 5 francs. Le fœtus se présentait en première position du sommet; vers deux heures de l'après-midi, le travail, après une suspension de six heures, reprit son cours, et la tumeur continua de s'élever peu à peu vers l'abdomen; vers dix heures du soir, elle était remontée au-dessus du détroit supérieur et la tête fœtale qui retenue au-dessus et en arrière du pubis gauche n'attendait que la disparition de l'obstacle pour pénétrer dans le petit bassin, prit sa place et descendit en première position du sommet.

A partir de ce moment, l'accouchement suivit la marche ordinaire, et le 18, à deux heures du matin, pour éviter à la patiente une prolongation du travail, on terminait l'accouchement par une application de forceps au détroit inférieur.

Le travail avait duré quatorze heures. Peu à peu la tumeur reprit sa place dans le petit bassin.

D'autres fois, comme nous en avons plusieurs exemples, la tumeur, au lieu de remonter dans l'abdomen, sort par le vagin précédant la tête fœtale et évite ainsi toute espèce de complication. Nous pourrions multiplier les exemples de ce genre; mais nous croyons notre assertion suffisamment démontrée. Disons cependant que de tels faits constituent une exception et que le plus souvent de semblables tumeurs nécessiteront des manœuvres obstétricales plus ou moins graves.

2° *Des obstacles résultant du nombre des corps fibreux.* — Indépendamment de leur volume et de leur siége, les corps fibreux peuvent devenir par leur multiplicité une cause de dystocie. Le nombre de ces productions dans l'utérus peut varier d'une manière indéfinie : on a pu en compter jusqu'à deux cents. M. Broca a observé des utérus dont la paroi était littéralement criblée. Dans ces cas ils sont en général très-petits ; cette multiplicité même mettant obstacle à leur développement. Quoi qu'il en soit, leur présence dans l'utérus produit trois modifications importantes : 1° l'atrophie des fibres musculaires ; 2° leur hypertrophie ; 3° leur inflexion exagérée. L'anatomie pathologique nous apprend en effet que dans certains cas l'atrophie partielle ou générale peut aller jusqu'à la disparition complète de la fibre musculaire qui semble alors comme étouffée au milieu de ces masses ; que d'autres fois on observe sur différents points une hypertrophie considérable qui a valu la dénomination de grossesse fibreuse donnée à un utérus semblable. La grossesse viendra certainement modifier cet état de chose ; mais si l'atrophie était préalablement considérable, elle sera impuissante à donner à l'utérus cette quantité si considérable de fibres musculaires qu'on observe sur un utérus gravide ordinaire. Il en résultera donc, qu'au moment de l'accouchement, l'utérus ne pouvant pas disposer d'une force nécessaire pour une prompte délivrance, on assistera à un accouchement long et douloureux et quelquefois physiologiquement impossible. L'inertie utérine ou l'insuffisance des contractions seront donc la véritable cause de la dystocie. Si au contraire l'utérus était hypertrophié avant la grossesse, il conservera malgré l'état de gestation ses mêmes proportions : et comme cette hypertrophie est presque toujours irrégulièrement distribuée, la marche du travail pourra être entravée par des contractions énergiques et irrégulières. Mais disons de suite que cette hypertrophie partielle est rare et qu'elle n'est pas la seule cause des contractions irrégulières : la présence seule dans les parois utérines de tumeurs fibreuses est par elle-même capable de les produire. L'observation suivante de M. Chantreuil (thèse de Dupuis, 1871) en est un exemple.

OBSERVATION VIII.

La femme Figendalw, âgée de 33 ans, cuisinière, d'une bonne constitution, ayant un bassin bien conformé, entre à la Clinique le 26 juin, à trois heures du soir. Cette femme, réglée pour la première fois à 14 ans, l'a toujours été depuis bien régulièrement, tous les mois d'un à trois jours. Elle a fait une fausse-couche de 2 mois et demi il y a plusieurs années. Pour cette dernière grossesse, la dernière apparition des règles date du 6 septembre 1870. Elle paraît par conséquent être à terme. Cette femme nous raconte qu'elle a commencé à souffrir le mardi 20 juin, à trois heures du matin. La rupture des membranes eut lieu spontanément le mercredi 21 juin à trois heures du matin. Lorsqu'on nous apporta cette femme à la Clinique, elle nous raconta qu'elle était privée de sommeil depuis sept jours, par suite de contractions irrégulières et douloureuses qu'elle n'a pas cessé d'éprouver.

La sage-femme qui l'assistait, voyant le travail se prolonger outre mesure, demanda les conseils d'un médecin. On fit venir le Dr Poget, qui reconnut la présence d'un corps fibreux au niveau de la paroi antérieure de l'utérus, et jugeant le cas grave, envoya la femme à l'hôpital. Lorsqu'elle entra à la Clinique, elle était évidemment malade ; elle avait une fièvre ardente, pouls à 120, peau chaude, langue sèche, figure anxieuse, traits amaigris, tirés. Les douleurs étaient presque continuelles. L'utérus était dur, contracturé. A la partie supérieure droite de la face antérieure, on trouvait un corps fibreux, gros comme une mandarine et ayant exactement la forme de cette orange.

En cherchant bien, il était impossible de découvrir, soit à la face intérieure, soit dans l'excavation par le toucher vaginal, d'autres tumeurs. Nous conclûmes que le fœtus ne pouvait être expulsé non pas par suite d'un obstacle mécanique existant dans le bassin, mais à cause de l'irrégularité des contractions, tenant probablement à des corps fibreux interstitiels que nous ne pouvions apprécier par les procédés habituels d'exploration. Cependant je dois ajouter que M. Depaul crut, en palpant l'abdomen du côté gauche et en haut, sentir une tumeur dure, fibreuse, plus volumineuse que celle qui était nettement appréciable par le palper et la vue. Mais il ne se prononça pas d'une façon positive, parce que l'utérus étant presque continuellement contracté, cette appréciation était difficile.

Le fœtus était mort depuis plusieurs jours ; on n'entendait plus les battements du cœur ; la partie qui se présentait était encore élevée. L'enfant avait perdu depuis plusieurs jours une grande quantité de méconium. On pouvait, malgré l'élévation de la partie, reconnaître une présentation de siége. M. Depaul ayant trouvé l'orifice dilaté comme une pièce de 2 francs, un peu rigide, fit sur le col une application de pommade belladonée placée sur un tampon de ouate, et donna 2 pilules d'extrait thébaïque. La malade recouvra un peu de calme pendant la nuit. Le lendemain 27, un nouvel examen confirma le résultat primitivement obtenu la veille. En outre, la dilatation avait fait des progrès marqués. Vers dix heures du matin, non-seulement la dilatation était complète, mais le siége avait traversé l'orifice et s'avança bientôt sur le plancher du bassin. M. Depaul, pour ne pas laisser durer trop longtemps ce travail qui épuisait la femme, fit le dégagement immédiat de l'extrémité pelvienne, en appliquant un crochet mousse sur l'aine.

L'enfant, plié en deux, fut bientôt extrait. La délivrance ne s'effectua que deux heures après, à midi et demie, parce que la contraction utérine semblait épuisée. L'accouchement eut lieu à deux heures et demie. Les jours qui suivirent, la femme fut prise immédiatement de symptômes très-graves de péritonite, vomissements bilieux verdâtres, météorisme considérable, ventre douloureux dans toute son étendue ; douleurs spontanées, arrachant par intervalles des cris à la malade. Pouls à 140, à peine perceptible; extrémités froides, glacées; facies grippé, cholériforme ; diarrhée.

Traitement.—Opiacés, frictions sur le ventre avec l'onguent napolitain, fomentations émollientes. La maladie fait toujours des progrès. La femme succombe le 4 juillet à cinq heures du soir.

L'autopsie révéla des détails intéressants. Outre les lésions de la péritonite, nous trouvâmes d'abord le corps fibreux qui avait attiré notre attention pendant la vie, et qui était situé à droite, en haut et en avant. Puis, dans l'épaisseur des parois et faisant saillie à l'intérieur, une multitude de petits corps fibreux de l'épaisseur d'un pois. Mais ce qui frappa surtout notre attention, c'est l'existence d'un corps fibreux péritonéal, pédiculé, de la grosseur d'une tête de fœtus au terme de 7 mois. Le pédicule avait bien 2 centimètres d'épaisseur et 1 centimètre et demi de longueur. Il était dur et composé de tissus analogues à celui de l'utérus, au moins en apparence; la tumeur parut recouverte par le péritoine. Le point d'insertion est situé au niveau de l'angle supérieur gauche de l'utérus, au point d'insertion du ligament large. En ouvrant cette tumeur, on trouve qu'elle a l'aspect d'un myome, et présente dans son intérieur des lacunes, quelques parties ramollies.

Cette observation est intéresssante, parce qu'il ne s'agit pas ici d'un cas de dystocie par obstacle mécanique, puisqu'il n'y avait pas de tumeur dans l'excavation pelvienne, mais des contractions irrégulières, dues probablement à la présence de ces petits corps fibreux disséminés dans l'épaisseur des parois, le long des fibres musculaires longitudinales; mais surtout à la présence de cette immense tumeur pédiculée péritonéale qui probablement tiraillait l'utérus.

Sebileau.   4

Nous ne partageons pas entièrement l'avis de M. Chantreuil qui semble attribuer tous ces accidents à l'irrégularité des contractions utérines. Nous croyons que dans le cas particulier que nous venons de rapporter, la dystocie reconnaissait également pour cause l'insuffisance des contractions et la rigidité du col.

Nous avons parlé plus haut de cet état particulier que présente le col de l'utérus dans certains cas de fibrômes utérins : nous n'y reviendrons pas. Nous ajouterons cependant que, quoiqu'il soit difficile d'expliquer par quel mécanisme la rigidité ou le spasme se produisent et quel est le degré d'influence de ces tumeurs sur cet état anormal du col, nous croyons qu'elles doivent jouer un rôle important dans la production de ce phénomène. Une observation de M. Huchard (thèse de Dupuis) ne laisse aucun doute à cet égard. Il s'agit d'une femme qui portait dans les parois utérines une tumeur fibreuse, et chez laquelle le travail a commencé dans la nuit du dimanche au lundi 27 novembre 1871. Malgré les contractions utérines fréquentes et la violence des douleurs, le col est resté très-peu dilaté jusqu'au mercredi matin. A ce moment la dilatation était large comme une pièce de 2 francs, le col n'était pas dilatable, la poche des eaux était rompue depuis la nuit de lundi au mardi, et l'enfant était mort. Le mercredi dans la journée on fit plusieurs débridements du col, et dans la nuit après une application de forceps infructueuse, on appela M. Tarnier qui pratiqua la crâniotomie et fit une application de céphalotribe. L'enfant très-gros fut extrait avec peine. La délivrance présenta aussi quelques difficultés, et M. Tarnier fut obligé d'introduire la main dans l'utérus pour détacher le placenta.

4° *Obstacles dépendant de la structure de la tumeur.* —
D'après ce que nous avons dit à propos de l'anatomie
pathologique, on sait que les corps fibreux sont susceptibles de subir dans le cours de la grossesse des transformations très-variées. La plus fréquente de toutes, est certainement le ramollissement partiel ou général dû, soit
à un état congestif exagéré, soit à une dégénérescence
graisseuse ou kystique. On comprend que dans ces cas
particuliers la partie fœtale puisse franchir le détroit
supérieur et l'excavation malgré le volume et l'immobilité de la tumeur. Sous l'influence des contractions
énergiques de l'utérus, la partie fœtale tend à refouler au-
devant d'elle l'obstacle qu'elle rencontre : si celui-ci est
supérieur à sa puissance, l'accouchement naturel devient
impossible; mais s'il est susceptible de fuir ou de se réduire,
la délivrance a lieu heureusement. C'est en effet grâce à
la réduction quelquefois très-grande de ces tumeurs que
le fœtus peut parcourir sans encombre le canal utéro-
vaginal. Il ne faudrait cependant pas croire qu'il en soit
toujours ainsi, et porter un pronostic favorable lorsqu'on
aura constaté cet état pathologique. Dans certains cas, le
ramollissement n'est pas proportionné au volume de la
partie fœtale et l'accouchement devient alors impossible.
M. Tarnier a assisté à plusieurs cas très-graves de dystocie
causés par des corps fibreux complètement ramollis.

Quoi qu'il en soit, le ramollissement est sans contredit la
transformation la plus heureuse au point de vue de l'accouchement. Malheureusement c'est aussi la plus rare. En
général le corps fibreux se ramollit superficiellement et
conserve profondément sa consistance normale, dure et
fibreuse. Il devient dès lors, s'il est volumineux, une cause
de dystocie, et oblige presque toujours l'accoucheur à recourir à des manœuvres le plus souvent dangereuses pour

la mère et l'enfant, et quelquefois mortelles pour l'un ou pour l'autre, ou pour tous les deux.

Les cas de ce genre sont malheureusement trop nombreux. Il serait trop long de rapporter ici toutes les observations de dystocie que nous avons recueillies; nous n'en publierons qu'une, que nous empruntons au mémoire de Forget, parce qu'elle nous donnera une bonne idée de l'obstacle insurmontable que peuvent quelquefois fournir les corps fibreux à l'accouchement naturel.

OBSERVATION IX.

Rousselle, âgée de 45 ans, a fait deux fausses couches antérieures et un accouchement à terme, il y six ans, d'une enfant qui présentait probablement l'épaule, et qu'on dut extraire par la version. Aujourd'hui, 6 août 1851, elle est à terme d'une deuxième grossesse. Le 7, début du travail, rupture des membranes le 8 et constatation d'une tumeur remplissant presque entièrement le bassin. Cette tumeur est dure, irréductible. Il ne reste en avant, entre elle et le pubis, qu'un espace de 2 centimètres; le doigt ne peut passer entre la tumeur et le côté droit du bassin; à gauche il trouve un intervalle de 2 centimètres environ. En bas, elle descend jusqu'au niveau du coccyx. Par le palper abdominal, on la sent à 8 ou 10 centimètres au-dessus du pubis; elle adhère au bord droit de l'utérus. Le col utérin refoulé en avant est placé derrière le pubis; on peut y introduire le doigt et sentir la tête au-dessus de la symphyse. Les douleurs qui avaient été très-fortes sont devenues faibles, et, d'un commun accord, MM. Helot, Melago et Pillorre décident que l'opération césarienne doit être pratiquée ; elle est confiée à M. Pillorre qui, aidé par ses confrères, l'exécute suivant les règles ordinaires et avec toutes les précautions possibles. L'enfant est extrait vivant. La femme, pansée comme à l'ordinaire, semble d'abord bien aller; puis des accidents de péritonite surviennent, et elle succombe le 13 dans la soirée.

Autopsie. — Après avoir incisé la symphyse et écarté les os iliaques, on peut apercevoir très-bien toute la tumeur, qui adhère à la paroi postérieure du vagin, un peu au bord droit de l'utérus et à la face antérieure du rectum; elle a la forme d'une poire, à grosse extrémité tournée en bas; voici ses dimensions :

Diamètre vertical. . . . . 0,16 centimètres.
   — Transversal. 0,10 —
   — Antero-postérieur. . . . . . . 0,09 —

Elle est constituée par du tissu fibreux dur et résistant, et ses adhérences au vagin et au rectum sont très-solides.

L'opération césarienne est en effet quelquefois la seule ressource dont puisse disposer l'accoucheur pour essayer de sauver la vie de la mère et de l'enfant. Elle a été faite assez souvent pour que M. Tarnier ait pu réunir 14 cas dont deux guérisons seulement.

Dans d'autres cas, la tumeur a subi le ramollissement que nous avons désigné plus haut sous le nom dé ramollissement pathologique. Sous l'influence des causes probablement diverses (accouchements répétés, contusion, inflammation), son tissu est pris de suppuration et tout le fibrôme peut se transformer en un vaste abcès. Cette transformation a un avantage immédiat, c'est de permettre, quoique difficilement, l'extraction du fœtus comme dans le cas de Barnèche (de Bordeaux), mais ses conséquences sont presque toujours funestes, si nous pouvons en juger d'après le petit nombre de faits que nous connaissons. Nous reviendrons sur ce sujet à propos des suites de couches,

Nous ne dirons rien des transformations cartilagineuses ou calcaires. Il est évident que si ces tumeurs ainsi transformées sont d'un certain volume, elles produisent des rétrécissements du bassin par obstruction, et les indications sont les mêmes que pour les rétrécissements osseux. Ces cas sont du reste assez rares.

Mais toutes ces modifications dans la structure des corps fibreux appartiennent à la période de gestation; il en est d'autres qui peuvent survenir pendant le travail et contribuer aussi pour leur part à réduire ou à augmenter le volume de ces tumeurs. On sait que certains myômes sont doués, grâce à leur grande quantité de fibres musculaires, d'un certain pouvoir érectile, et que suivant l'état de contraction ou de relâchement de leurs fibres contractiles la tumeur se congestionne ou s'ischémie. Or, on a avancé

qu'au moment des premières douleurs, celles-ci se con-
tractant, il se faisait une véritable expression de la |tumeur
qui la rendait souple et malléable. Mais pour que cette réduction ait lieu, il faut qu'il y ait prédominance d'action des
fibres musculaires de la tumeur sur la contractibilité interne ; car le sang au lieu d'être chassé de la tumeur dans
les parois utérines suivrait un chemin tout à fait opposé.
Nous croyons que c'est faire abus des données anatomo-
pathologiques que de les faire servir à l'explication de
phénomènes qu'on n'a du reste jamais pu observer. Pour
nous, cette ichémie de la tumeur sous l'influence de la contraction des fibres musculaires nous paraît très-probléma-
tique, et même peu vraisemblable. Il n'en est plus de même
de la tension du corps fibreux sous l'influence de la contraction utérine. Celle-ci est facile à constater et s'explique
très-facilement par l'afflux plus considérable du sang des
parois utérines vers la tumeur, et par la gêne de la circu-
lation de retour. Il en résulte du côté de la tumeur une
dureté anormale, capable de transformer celle-ci en corps
tout à fait irréductible et de déterminer ainsi des accidents
sérieux.

4° *Obstacles dépendant du siége, de l'immobilité ou de la mobilité de la tumeur.* — Les obstacles qui dépendent du siége
des corps fibreux sont de beaucoup les plus importants à
étudier. Nous conserverons pour cette étude la division
que nous avons déjà adoptée et nous examinerons successivement les corps fibreux interstitiels, sous-péritonéaux et sous-muqueux dans leurs rapports avec la parturition.

1° *Corps fibreux interstitiels.* — Les corps fibreux interstitiels ne présentent rien de particulier à noter. Ils ne
deviennent une cause de dystocie que lorsqu'ils ont acquis

un certain volume ou qu'ils gênent les contractions utérines. Nous en avons du reste parlé assez longuement à
propos du volume des tumeurs en général, pour ne plus
y revenir.

2° *Corps fibreux sous-péritonéaux.*— L'importance des tumeurs sous-péritonéales est bien autrement grande. Indépendamment de leur volume, de leur structure, etc., elles
donnent lieu à des accidents très-différents suivant qu'elles
sont insérées vers le fond de l'utérus ou sur le col, suivant
qu'elles sont pédiculées ou immobiles.

Lorsqu'elles sont insérées sur le fond de l'utérus et
qu'elles sont sessiles ou munies d'un pédicule très-court,
elles ne peuvent se déplacer et n'ont alors aucune influence fâcheuse sur l'accouchement; adhérentes au fond
de l'utérus, elles sont comme lui situées au-dessus du détroit supérieur et ne peuvent descendre dans l'excavation
qu'avec lui, c'est-à-dire après l'accouchement. Mais lorsqu'elles sont pédiculées et que ce pédicule est long, quel que
soit leur point d'implantation, fond de l'utérus, paroi exté-
rieure ou postérieure, elles peuvent tomber dans l'excavation et s'y maintenir malgré le développement de l'utérus.
L'observation suivante de M. Blot que nous trouvons dans
la thèse d'agrégation de M. Tarnier en est un bel exemple.

OBSERVATION X.

La nommée B... (Angélique), âgée de 30 ans, blanchisseuse, arrivée au
terme de sa grossesse, a commencé à souffrir le samedi matin 29 novembre
1856. Les douleurs continuent pendant toute la journée du dimanche, et
les membranes se déchirent le dimanche soir. Le lundi seulement la sage-
femme dit à la malade que l'enfant se présentait mal; elle introduit en vain
les deux mains pour terminer l'accouchement. Deux médecins n'ont pas
plus de succès. On la transporte d'Argenteuil à la Clinique, en chemin de
fer et en voiture. Le lundi soir, 1ᵉʳ septembre, on constate l'état suivant :
la main gauche et une anse considérable pendent hors de la vulve. Le cor-
don est flétri, pas de battements, l'épiderme s'enlève sur le dos de la main.
Le ventre a la forme d'un ovoïde allongé, séparé en deux portions par un

sillon situé à l'union du tiers inférieur et du tiers moyen. Cette forme re·
présente exactement celle de l'utérus, qui est placé immédiatement derrière
la paroi abdominale. Anesthésie complète par M. Voisin. Première tentative
de version par M. Dubois, la femme étant sur le dos. Impossible d'atteindre
le pied, à cause de la rétraction permanente, tétanique, de l'utérus. Deux
nouvelles tentatives faites par M. Dubois, la femme étant sur le côté droit,
puis sur le côté gauche, restent infructueuses. L'anesthésie complète étant
continuée, M. Blot fait, sur l'invitation de M. Dubois, deux tentatives avec
la main droite, puis avec la main gauche, et rencontre les mêmes difficultés,
qu'il ne peut vaincre. On laisse revenir la femme à elle-même, on se décide
à attendre au lendemain mardi 2 décembre. Grand bain qui ne fait qu'augmenter la contraction. A trois heures du matin seulement, la femme éprouve
un peu de calme. A neuf heures et demie du matin, un quart de lavement
avec 15 gouttes de laudanum de Sydenham, qui ne paraît pas exercer d'influence sur les contractions utérines. Saignée de 250 gr. (sang couenneux).
M. Dubois fait une nouvelle tentative de version également infructueuse.
M. Depaul amène un pied à la vulve, un lacs y est appliqué, et des tractions
modérées amènent l'extraction du fœtus. Au moment où la tête franchit la
partie supérieure de l'excavation, M. Blot remarque un ressaut comme si
elle avait franchi un obstacle, et, à partir de ce moment, de faibles tractions suffisent pour l'extraire complètement. On remarque un aplatissement
latéral de la tête fœtale, qui rappelle ce qu'on observe dans les cas de rétrécissement du bassin. Le placenta au lieu de descendre dans le vagin,
reste élevé dans la partie supérieure de l'utérus, comme dans une arrière-
cavité, pas d'hémorrhagie. M. Dubois introduit la main profondément et
doit faire un effort pour faire franchir au délivre l'orifice de cette arrière-
cavité. Une nouvelle anesthésie n'avait pas eu d'influence sur la rétraction
utérine; revenue à elle-même, la femme ne veut pas croire qu'elle est délivrée. Elle meurt le lendemain avec les symptômes d'une métro péritonite.

Autopsie faite le 5 décembre, à neuf heures du matin. L'utérus est volumineux, rétracté, offrant à la partie supérieure et droite de la face antérieure une tumeur arrondie, du volume d'une bille de billard, renfermée
dans le tissu utérin qui est sain. Cette tumeur est recouverte par une
couche de tissu utérin aussi épaisse au dehors qu'en dedans; c'est bien un
corps fibreux qu'on énuclée facilement du tissu utérin. Vers la partie
moyenne de la hauteur de cette même paroi antérieure est une autre tumeur du volume d'une aveline. En trois ou quatre points de la surface péritonéale se voient d'autres tumeurs du volume d'un pois. De la partie
moyenne de la face postérieure du corps de l'utérus part une grosse tumeur
pédiculée, plus grosse qu'une tête de fœtus à terme, qui remplit le cul-de-
sac utéro-rectal, dépasse le détroit supérieur et s'élève jusqu'au fond de

l'utérus. Cette tumeur, divisée vers sa partie moyenne par un étranglement, tient à la face postérieure de l'utérus par un pédicule de 5 à 6 centimètres. Elle est comme renversée dans le cul-de-sac utéro-rectal, auquel elle adhère par des tractus membraneux qui divisent le cul-de-sac en deux parties latérales complètement séparées, dans lesquelles les doigts peuvent s'enfoncer et se rejoindre d'un côté à l'autre en passant au-dessous de la tumeur. A droite, la tumeur adhère à la face postérieure de l'ovaire correspondant par des tractus de quelques centimètres de long; mais il est facile de voir qu'elle est indépendante de l'ovaire et de la trompe. De ce même côté, la tumeur offre de la fluctuation qui indique la présence d'un liquide dans son intérieur; la paroi supérieure en cet endroit est réduite à quelques millimètres d'épaisseur. A gauche, la tumeur n'est nullement adhérente à l'ovaire : elle est dure, mamelonnée, résistante, paraissant composée de pelotons fibreux. Toute cette tumeur est d'ailleurs découverte par le péritoine qui se continue de la face postérieure de l'utérus sur son pédicule et sur elle-même dans toute son étendue. Le rectum est libre dans toute son étendue, et de l'air insufflé par son bout supérieur arrive facilement à l'anus.

Une incision antéro-postérieure pratiquée sur chacune des moitiés de la tumeur rétro-utérine, fait voir que la moitié droite contient un demi-verre d'une bouillie grisâtre paraissant résulter du ramollissement central de la tumeur. Sa cavité ainsi formée est limitée par des parois anfractueuses, mamelonnées; des tractus fibroïdes, celluleux vont de l'une à l'autre; vers le côté interne, le doigt pénètre dans un conduit qui fait largement communiquer la moitié droite avec la moitié gauche : cette dernière est moins ramollie, et les parois de la cavité qu'elle contient à son centre sont assez épaisses pour qu'il ne soit pas possible de reconnaître l'existence d'autres parties ramollies. D'après l'apparence de la substance qui forme la portion périphérique de cette tumeur, à cause de son mode de connexion avec l'utérus, ainsi que l'existence de tumeurs fibreuses dans le reste de l'organe, il semble que c'est une tumeur fibreuse de l'utérus qui s'est pédiculisée en marchant vers la cavité péritonéale avec laquelle elle a contracté des adhérences dans le cul-de-sac utéro-rectal. Quant à la succession des phénomènes qui ont produit les difficultés si grandes de l'accouchement, voici, suivant M. Blot, ce qu'elle a été : « Cette tumeur, remplissant presque complètement l'excavation, a empêché l'engagement d'une des extrémités du grand diamètre fœtal, qui s'est alors trouvé poussée par des contractions vers une des fosses iliaques, et l'épaule est venue se présenter; un des bras, entraîné par le liquide amniotique, est venu faire procidence dans le vagin, et la position du fœtus a été fixée. La présence de cette tumeur explique comment la main seule pendait hors de la vulve, même après un temps très-long. »

Comme on peut le voir par cette longue observation, la longueur du pédicule, et les adhérences contractées par la tumeur dans le cul-de-sac utéro-rectal ont été la cause de la dystocie.

Mais il n'en est pas toujours ainsi, et dans certains cas, c'est grâce à cette longueur du pédicule que l'accouchement peut se faire naturellement. Il se fait alors un déplacement de toute la tumeur : celle-ci abandonne l'excavation dans laquelle elle était primitivement contenue, et remonte dans la cavité abdominale, en se dirigeant surtout vers une des fosses iliaques. D'après M. Blot, il se ferait là un véritable mouvement de bascule, en vertu duquel le fibrome se porterait en haut, tandis que le col de l'utérus se dirigerait en bas et en arrière. L'observation VII en est un bel exemple. On peut suivre dans tous ses détails la marche ascensionnelle de la tumeur vers le septième mois de la grossesse, elle remplissait tout le petit bassin, à ce point qu'on ne voyait d'autre solution possible, si la tumeur conservait sa consistance, que l'opération césarienne. L'époque de la grossesse arriva. Le travail commença à six heures du matin; à huit heures, rupture des membranes. M. Guéniot put alors constater que la tumeur n'avait encore subi aucun déplacement. Vers deux heures de l'après midi, la tumeur s'élève dans l'abdomen, et à dix heures du soir elle était au-dessus du détroit supérieur, La tête fœtale prit alors la place de la tumeur, et l'accouchement se termina heureusement par une simple application du forceps au détroit inférieur.

Ce phénomène si intéressant a été très-bien élucidé lors de la discussion qui a eu lieu à la Société de chirurgie en 1868 entre MM. Guéniot, Blot, Depaul et Tarnier. Tous ces accoucheurs ont cité des cas où l'opération césarienne était jugée nécessaire, par suite de la présence d'un corps fibreux énorme occupant toute l'excavation, et où l'accouchement a pu se faire, par suite du déplacement de la tumeur, au moment, ou pendant le travail. M. Blot a cité à ce propos cette observation :

OBSERVATION XI.

Mme R..., cliente de M. Huguier, auprès de laquelle notre honorable collègue nous appela en décembre 1867, M. Pajot et moi, pour décider la conduite à tenir. Cette dame, âgée de 30 à 35 ans, primipare, arrivée au septième mois de sa grossesse, porte environ une douzaine de tumeurs fibreuses qu'on sent à travers les parois abdominales. L'une de ces tumeurs remplit complètement l'excavation pelvienne où elle est enclavée sàns qu'on puisse la faire mouvoir. Le col de l'utérus est aplati entre la symphyse du pubis et la tumeur.

Il s'agissait de savoir ce qu'il convenait de faire, et M. Huguier nous consultait surtout sur l'opportunité de provoquer l'accouchement prématuré. M. Pajot et moi, nous pensâmes que, dans l'état où étaient les choses, il n'y avait qu'à attendre les modifications que l'évolution naturelle de l'utérus amènerait dans cet organe et dans les tumeurs qui lui étaient appendues. Trois semaines plus tard, réunis de nouveau en consultation avec MM. Huguier et Pajot, nous pûmes constater tous trois que, par suite du développement naturel de l'utérus et de son ascension dans la cavité abdominale, la tumeur contenue dans l'excavation pelvienne était remontée et avait dégagé cette cavité assez pour que le doigt vaginal put atteindre et sentir nettement une petite portion de la tête fœtale. Dans ces conditions, il ne pouvait plus rester de doute sur la conduite à tenir; on s'en tint à l'expectation.

Le 28 février 1868, à une heure du matin, le travail commence; la portion de la tête accessible au doigt a beaucoup augmenté; le travail marche naturellement, et les contractions utérines ont pour effet d'éloigner de plus en plus la tumeur de l'excavation et de la dégager. Après la rupture des membranes, la tête vient s'appliquer au détroit supérieur; la tumeur remonte toujours, mais lentement, et comme les battements du cœur fœtal semblent perdre un peu de leur force et de leur régularité, j'applique le forceps, et, sans trop de difficulté, j'extrais l'enfant vivant. Depuis cette époque, j'ai revu plusieurs fois la mère et l'enfant, dont la santé ne laisse rien à désirer.

Ici encore nous assistons à la même marche ascensionnelle. Sans aucun doute, la tumeur aurait fini par franchir complètement le détroit supérieur, si l'état du fœtus avait permis d'attendre. Mais cette progression se faisant lentement, l'enfant aurait inévitablement succombé.

Un cas plus heureux encore a été rapporté à la Société de chirurgie par M. Depaul. Il s'agissait de fibromes utérins multiples, dont l'un remplissait presque entièrement l'excavation. Un examen très-attentif de cette tumeur avait amené M. Depaul à penser qu'elle tenait au tissu utérin par un pédicule large et court, qu'elle était douée d'une consistance très-ferme, et qu'elle était très-peu mobile. Le cas était donc extrêmement sérieux, et, selon toute probabilité, l'opération césarienne devait être pratiquée. M. Depaul avait prévenu à cet effet MM. Lorain, Guéniot et Tarnier. Mais, après huit heures de travail, « l'excavation pelvienne, qui naguère était obstruée dans plus des trois quarts de son étendue à la région supérieure, me parut débarrassée du fibrome dans plus de la moitié de sa capacité..... La tumeur remonta progressivement vers l'abdomen, et bientôt ce qui restait encore dans la partie supérieure de l'excavation, devint assez mobile pour qu'il me fût facile de l'en éloigner complètement avec le doigt. » Dix minutes après cette manœuvre, l'accouchement se terminait d'une manière heureuse. L'enfant se présentant par le siége, le dégagement seul de la tête fut un peu difficile. Mais la mère et l'enfant se rétablirent complètement très-vite. Ajoutons que M. Depaul put constater pendant les suites de couches l'atrophie progressive des tumeurs fibreuses.

Bien d'autres faits semblables ont été signalés. Nous nous dispenserons de les rapporter, les exemples que nous avons choisis suffisant amplement pour donner une idée de la manière dont se fait ce mouvement ascensionnel. On peut voir que ce résultat n'a pu être obtenu qu'à la condition pour ces tumeurs d'être mobiles, et d'être attachées à un pédicule assez long pour pouvoir leur permettre de changer de place. La mobilité et le déplacement plus ou moins facile de ces tumeurs sont donc des éléments qui doivent, dans ces cas, rendre le pronostic plus favorable. Malheureusement ces deux caractères sont le plus souvent très-difficiles ou plutôt impossibles à reconnaître. C'est ce qui explique les craintes si légitimes de tous les accoucheurs qui se trouvent en présence de cas semblables. Le plus souvent une fois remontée au-dessus du détroit supérieur, la tumeur s'y maintient. Mais quelquefois, comme nous pouvons le voir dans l'observation XV, elle redescend dans l'excavation, au point d'obstruer, comme auparavant, une partie du canal pelvien, et remonte dans l'abdomen au bout d'un temps variable, après avoir inspiré les craintes les plus vives relativement à l'issue de l'accouchement.

Par quel mécanisme se produit ce phénomène? D'après M. Guéniot, les contractions utérines et celles de l'S iliaque, jointes aux alternatives de plénitude et de vacuité de cet organe, seraient « les agents actifs des mouvements opérés par ces tumeurs. Les premières, en exerçant leur influence sur le pédicule, et les autres en déplaçant le corps même du polype. »

Les tumeurs insérées sur le col auront, comme les précédentes, une action bien différente sur la marche de l'accouchement, suivant qu'elles seront pédiculées ou sessiles, adhérentes ou non adhérentes. Lorsqu'elles sont pédiculées, et qu'aucune adhérence ne les attache aux parties voisines, elles peuvent subir ce même mouvement ascensionnel dont nous avons déjà parlé à propos des tumeurs du corps. Elles s'élèveront peu à peu du cul-de-sac recto-utérin qu'elles occupent le plus souvent, et parviendront ainsi au-dessus du détroit supérieur; de telle sorte que l'accouchement, primitivement impossible, s'achève dans les meilleures conditions. Au contraire, si elles sont sessiles ou maintenues par des adhérences solides qui le empêchent de se mouvoir, elles deviennent, par ce fait, un obstacle d'autant plus grand qu'elles sont plus volumineuses. Il ne faudrait pas cependant désespérer complètement et avoir de suite recours à une opération obstétricale. M. Guéniot a en effet démontré que, malgré leur volume et leurs adhérences, ces tumeurs pouvaient encore opérer un mouvement ascensionnel, et s'élever jusqu'au détroit supérieur. D'après lui, la dilatation et l'effacement du col peuvent avoir pour conséquence de tirailler et de déchirer les adhérences qui les maintiennent immobiles; et lorsqu'elles sont rompues, la tumeur peut alors s'élever jusque dans le grand bassin. Mais il faut pour cela qu'elles soient insérées directement et exclusivement sur le col. S'il en était autrement, si le corps fibreux était implanté sur l'extrémité inférieure du corps, ou même à l'union du corps et du col, la dilatation progressive du col ne pourrait plus avoir, on le comprend, aucune influence sur elles.

3° *Corps fibreux sous-muqueux.* — Lorsque les corps fibreux sont sous-muqueux, ils peuvent s'insérer soit sur le fond de l'utérus, soit dans la cavité du corps, soit dans la cavité du col. Quel que soit leur siége, toutes les fois qu'ils seront sessiles, ils ne deviendront une cause de dystocie qu'autant qu'ils auront un volume capable de rétrécir les diamètres du bassin. Nous ne nous en occuperons donc pas ici, cette question ayant été déjà traitée dans un paragraphe précédent.

Mais ils ne se présentent pas toujours ainsi. Le plus souvent ils sont munis d'un pédicule dont la longueur peut varier de 1 centimètre à 10 ou 12, et même davantage; et ce pédicule peut être épais et très-résistant, ou très-mince et très-fragile. Ces différentes variétés sont on ne peut plus importantes à connaître au point de vue de la terminaison de l'accouchement, aussi méritent-elles un examen sérieux.

Au moment où va s'accomplir le deuxième temps de l'accouchement, c'est-à-dire la descente de la partie fœtale, l'utérus, qui s'est pour ainsi dire moulé sur le fœtus pour opérer l'amoindrissement des parties, se contracte plus violemment pour chasser son contenu. Or, la partie qui descend la première, la tête par exemple, ne tarde pas à rencontrer la tumeur fibreuse qui fait saillie dans la cavité utérine. Si l'utérus n'était pas aussi rétracté, celle-ci pourrait peut-être être refoulée sur les côtés et permettre le passage de la tête ; mais cette rétraction est une condition nécessaire et indispensable, sans laquelle l'accouchement ne pourrait avoir lieu. La tête vient donc s'appuyer sur la tumeur ; elle la pousse et la fait descendre aussi bas que peut le permettre son pédicule. Si ce dernier est court et assez épais pour résister aux contractions utérines ; si, d'un autre côté, la tumeur offre un certain volume, la partie fœtale se trouve arrêtée dans son mouvement de descente, et l'intervention de l'accoucheur devient indispensable. La version pelvienne a paru réussir quelquefois ; mais le plus souvent, par suite du ramollissement de la tumeur et de la puissance des contractions utérines, la tête s'est engagée entre la tumeur et le bassin, et on est obligé alors d'avoir recours à une opération très-grave, comme le prouve le cas de M. Guéniot, publié dans la *Gazette des hôpitaux* (1864).

OBSERVATION XII.

Le 15 novembre 1863, à trois heures du soir, la nommée Armande P...., âgée de 43 ans, sans profession, est apportée à la Clinique d'accouchements, au terme de sa septième grossesse, et en travail depuis la veille à dix heures du soir. Les membranes ont été rompues le matin, à une heure, par une sage-femme qui, voyant que le travail n'avançait pas, administra, à six heures, quatre doses de seigle ergoté. Les contractions utérines devinrent plus énergiques, mais ne purent déterminer l'engagement de la partie fœtale. Une deuxième sage-femme fut alors appelée, et celle-ci, plus expérimentée, reconnaissant dans l'excavation pelvienne l'existence d'une tumeur, fit prier M. Depaul d'intervenir.

M, Depaul examine la malade à midi et demi, et constate les faits suivants : l'abdomen est très-développé, l'utérus volumineux et incliné à gauche. A droite et en bas, immédiatement au-dessus du pubis, existe une tumeur dure, phérique, située dans la cavité abdominale, et formant au dehors un relief notable. Cette tumeur, qui paraît être constituée par la tête du fœtus, repousse en avant la paroi abdominale, et détermine la saillie indiquée. Entre cette dernière et la tumeur utérine principale se remarque une dépression oblique très-marquée, qui correspond à l'ombilic situé un peu bas chez cette femme. Douleur vive et permanente au fond de la matrice ; contractions fortes et soutenues. L'auscultation révèle les bruits du cœur fœtal au niveau de l'ombilic et un peu à droite.

Au toucher, le col est entièrement dilaté à droite et en avant, dans le tiers de son étendue environ ; à gauche et en arrière, au contraire, relief notable d'environ 2 centimètres, formé dans le vagin par les deux autres tiers du col, qui, en ce point, n'est nullement effacé et paraît légèrement épaissi ou œdématié. Par le cul-de-sac vaginal qui y correspond, le doigt perçoit une tumeur considérable de la paroi utérine, immédiatement située au-dessus du col ; cette tumeur, plus accessible toutefois par la cavité cervicale, est molle à sa surface, dure et résistante dans ses parties profondes, et semble comme incorporée à la paroi utérine. Son élévation et son volume la soustraient dans la moitié supérieure à toute exploration. Aucun sillon ou interstice ne paraît la séparer de la face interne du col, et, malgré la saillie considérable qu'elle forme dans la cavité utérine, on ne perçoit pas de relief brusque qui fasse soupçonner que le corps de cette tumeur soit indépendant de la paroi de l'organe. Les deux tiers gauches postérieurs du détroit supérieur et de l'excavation sont ainsi obstrués par ce corps, dont la nature fibreuse est bien reconnue ; le tiers droit et antérieur est seul libre, et c'est par ce point qu'on peut arriver jusqu'à la partie fœtale. Cette dernière reste très-élevée, et paraît comme enclavée entre la partie latérale droite du détroit supérieur et la tumeur qui fait obstacle à la descente ; une légère bosse sanguine la recouvre et en voile les caractères. Toutefois, un examen attentif permet de reconnaître d'une façon non douteuse l'existence d'une suture ; il s'agit donc d'une présentation du sommet. M. Depaul, jugeant qu'il n'y avait pas lieu d'agir encore, détermine alors la malade à entrer à la Clinique.

Cette femme a été réglée à l'âge de 13 ans ; ses époques menstruelles, toujours régulières, avaient une durée de huit jours, et l'écoulement sanguin était peu abondant. Depuis son second mariage, qui eut lieu il y a cinq ans, le flux cataménial ne dure que deux à trois jours. Cette femme n'a jamais eu de perte ; elle a eu six accouchements antérieurs et à terme, qui ont été naturels et n'ont rien présenté de particulier. Le dernier seulement, qui date de dix-sept mois, a été plus long qu'à l'ordinaire, et le quatrième jour des couches il survient quleques troubles mal déterminés du côté de l'abdomen. Aucun accident n'a compliqué ces diverses grossesses, à part des varices du membre inférieur gauche, qui ont persisté depuis la deuxième grossesse. Au début de chaque menstruation, et pendant l'état de gestation, ces varices augmentaient de volume et devenaient légèrement douloureuses. La dernière apparition des règles a eu lieu le 5 février 1863. Rien de particulier à noter dans les antécédents de cette femme, dont la mère est morte d'un cancer de sein.

A six heures du soir, j'examinai la malade avec M. Depaul, et nous trouvâmes les choses sensiblement dans le même état que celui dont j'ai donné plus haut la description. Les phénomènes du travail ne s'étaient pas modifiés d'une manière notable, seulement la tête était plus accessible et semblait être un peu engagée dans l'excavation. Les battements du cœur de l'enfant étaient plus obscurs et très-irréguliers ; du méconium s'écoulait en abondance, et la matrice était entièrement privée de liquide amniotique. La douleur fixe et très-vive du fond de l'utérus persistait, et la femme, souffrant de la longueur du travail, poussait des plaintes continuelles. Le pouls se conservait toutefois à 75 battements par minute. Les contractions utérines restaient fortes, douloureuses et soutenues. L'auscultation révélant ainsi un désordre considérable dans les bruits cardiaques du fœtus, et dès lors la vie de ce dernier étant fortement compromise ; d'autre part, la douleur permanente et fixe du fond de l'utérus, jointe à un certain degré d'éréthisme de l'organe, faisant craindre l'imminence d'une rupture, M. Depaul ne crut pas devoir différer son intervention, et pratiqua la perforation du crâne. L'enfant ayant été préalablement baptisé, M. Depaul introduisit les ciseaux de Smellie jusque dans l'encéphale, qu'il dilacéra en tous sens, pendant que, de mon côté, j'immobilisais la matrice, et fixais la tête du fœtus au détroit supérieur.

L'opération fut faite sans difficulté, et suivie de l'écoulement d'une notable quantité de substance cérébrale, mêlée de sang noir. L'accouchement fut ensuite abandonné à la nature, et à huit heures un quart du soir, c'est-à-dire après la perforation du crâne, et vingt-deux heures après le début du travail, le fœtus fut expulsé spontanément. La délivrance fut naturelle; peu d'hémorrhagie; pouls à 76. La femme est calme. L'utérus, dur et rétracté, remonte à plusieurs travers de doigt au-dessus de l'ombilic ; il est moins incliné à gauche que pendant le travail.....

Le lendemain, des symptômes de péritonite se déclarent.... Mort le 19.

Opposition formelle à l'autopsie. La matrice seule put être examinee. Toutefois, pendant son extraction à travers une incision étroite de la paroi hypogastrique, je pus constater un développement extrême des intestins

Sebileau.   5 par des gaz, et une injection assez accusée du péritoine qui renfermait très-peu de liquide. Les ovaires sont sains ; les trompes, au contraire, sont rouges, tuméfiées et enflammées. Quant à la matrice, elle ne présente extérieurement rien de particulier à noter. Son corps offre un développement en rapport avec la date récente de l'accouchement. Son col, au contraire, est très-volumineux et distendu par une tumeur qui remplit sa cavité. Cette tumeur est sphérique et pédiculée ; elle a 8 centimètres de diamètre, et 25 de circonférence. Le pédicule aplati, long de 3 centimètres et large de 7, s'insère à la partie inférieure du corps de l'utérus, sur la face interne de la paroi postéro-latérale gauche. La tumeur est revêtue par la muqueuse utérine, et paraît constituée : 1° par un noyau très-dur et élastique de tissu fibreux ; 2° par une couche corticale, molle, infiltrée, d'environ 1 centimètre d'épaisseur, et formée de tissu utérin (muqueuses et fibres musculaires). Le pédicule, assez mince, est en grande partie, sinon exclusivement, composé d'un double feuillet de la muqueuse utérine. Il n'existe pas d'autre tumeur dans la cavité ni dans les parois de la matrice.

Les dimensions de la tumeur, de même que le peu de longueur et la résistance du pédicule furent donc, dans ce cas, les seules causes qui empêchèrent l'accouchement naturel, et obligèrent de recourir à la crâniotomie. Mais quelquefois ce pédicule est plus long, et la tumeur pelvienne peut être repoussée jusque dans le vagin ou au delà de la vulve. Ces cas sont rares, lorsque la tumeur est implantée sur le fond de l'utérus ; ils sont au contraire assez fréquents lorsque son point d'implantation a lieu près du col ou sur le col lui-même. C'est qu'en effet, à longueur égale, si le pédicule inséré sur le fond de l'utérus peut permettre à la tumeur d'être repoussée jusque près du col, celui qui sera inséré dans le col lui permettra assurément d'arriver jusqu'à la vulve ; il faudra donc aux premières une longueur bien plus grande pour atteindre les mêmes limites. Quoi qu'il en soit, le pronostic sera presque toujours favorable ; car si le corps fibreux a pu être repoussé jusque dans le vagin, les moyens d'agir sont beaucoup plus nombreux, et s'il est au niveau de la vulve ou au delà, l'accouchement se termine presque toujours spontanément. Lorsque la tumeur est dans le vagin, une simple application de forceps suffit souvent pour délivrer la femme. Stoltz (*Annales de chirurgie*) a observé deux cas analogues. Dans l'un d'eux il avait affaire à deux tumeurs, l'une de la grosseur d'une tête de fœtus de six mois, développée dans la lèvre postérieure, et faisant saillie dans le vagin, l'autre prenant naissance dans la lèvre antérieure, et repoussée contre la symphyse. Le travail fut très-long. Une application de forceps fut pratiquée; elle eut un plein succès. « La tumeur occupant tout le vagin est venue en avant de la tête, et dès que le fœtus a été extrait, la tumeur antérieure a également suivi. De telle sorte qu'il y a eu deux tumeurs pédiculées à la vulve. »

D'autres fois, la tête, en poussant la tumeur dans le vagin, rend l'énucléation de celle-ci plus facile, et on peut la pratiquer avant de tenter une opération plus grave. C'est ce que fit Danyau dans un cas où l'opération césarienne paraissait inévitable. « Le toucher vaginal faisait reconnaître une tumeur volumineuse occupant tout le vagin, et en avant, la paroi et la lèvre antérieure du col fortement développées. Pas de traces de lèvre postérieure. La tumeur se portait en arrière dans la concavité du sacrum ; en avant, elle arrivait jusqu'à deux travers de doigt de la symphyse pubienne. M. Danyau fut d'avis qu'il fallait essayer l'énucléation de la tumeur plutôt que de tenter l'opération césarienne. M. Dubois partagea cette opinion, et l'énucléation fut pratiquée avec succès. » (*Archives de médecine*, 1851.)

Lorsqu'au contraire, le pédicule est long, nous avons vu que la tumeur était repoussée au delà de la vulve par la tête fœtale, et que l'accouchement se terminait heureusement. C'est en effet ce qui arrive presque toujours. Le corps fibreux sort de la vulve pendant le travail précédant la partie fœtale, et reprend, aussitôt après la délivrance, sa position primitive. Ce même phénomène se produit à chaque nouvelle couche, et nous avons des exemples où il s'est reproduit jusqu'à six fois. Mais, parce que l'accouchement peut se faire sans l'intervention de l'art, cela ne veut pas dire qu'il soit exempt de complication. Forget cite l'observation d'une femme mariée depuis dix ans, qui avait eu quatre enfants mort-nés dans ce laps de temps ; à chaque accouchement, une tumeur sortait de la vulve poussée par le fœtus. La longueur du travail et l'impossibilité de surveiller le fœtus, par suite de l'obstruction complète du vagin, étaient la cause de cet accident. Nous ne parlerons point ici des complications qui surviennent du côté de la mère ; nous y reviendrons à propos des suites de couches. Nous devons cependant signaler un fait qui peut avoir une très-grande importance au point de vue du pronostic des accouchements futurs, nous voulons parler des adhérences qui peuvent survenir, après plusieurs accouchements laborieux, entre les parois vaginales et celles du corps fibreux. Il est très-facile d'en comprendre la cause. Sous l'influence d'un travail trop long ou d'une compression trop forte produite par les parties fœtales, il peut se faire des eschares partielles à la fois sur le corps fibreux et sur les parois vaginales correspondantes. Or, il en résultera qu'au moment où ces eschares tomberont, et où commencera le travail de réparation, si les parties dénudées sont en contact l'une avec l'autre, il s'établira des adhérences qui pourront à leur tour devenir une cause de dystocie, soit en gênant la dilatation du col, soit en empêchant, au prochain accouchement, la tumeur de sortir comme précédemment. Un cas de ce genre se trouve mentionné dans le mémoire de Forget. Il s'agit d'une mère de quatre enfants atteinte de polype fibreux sortant de la vulve à chaque accouchement, qui mourut à la fin de la cinquième grossesse, et chez laquelle on reconnut la double insertion du polype au col de l'utérus et à la paroi postérieure et supérieure du vagin.

Dans tous les cas que nous avons cités jusqu'ici, ou aux-

quels nous avons fait allusion, le pédicule de la tumeur a
pu résister aux efforts expulsifs de l'utérus. Mais il u'en
est pas toujours ainsi. Quelquefois, grâce à son extrême
ténuité ou à son ramollissement, il finit par se rompre, et
la tumeur est alors expulsée avant le fœtus. P. Dubois a
observé un fait semblable ; M. Depaul, dans ses leçons
faites à la Clinique, a rapporté un cas analogue qu'il tenait
de M. Tarnier ; enfin, Marchal de Calvi a publié dans ses
Annales de chirurgie française et étrangère, une observation
identique. Il est inutile d'ajouter que cette terminaison est
la plus heureuse ; car en même temps qu'elle soustrait la
femme aux accidents immédiats, hémorrhagies, etc., elle
la délivre pour toujours d'une tumeur qui peut plus tard
amener des complications mortelles.

En résumé, il peut se présenter plusieurs cas lorsque la
tumeur fibreuse est sous-muqueuse et implantée dans le
corps ou dans le col. 1° Ou elle est sessile et elle gêne surtout l'accouchement par sa masse ; 2° ou elle offre un pédicule d'une longueur moyenne, et elle pourra s'engager
dans l'excavation en même temps que le fœtus, ce qui
réduira d'autant les diamètres et pourra constituer un
obstacle quelquefois insurmontable ; 3° ou bien enfin elle
est munie d'un long pédicule, et elle pourra alors être
expulsée hors de l'utérus avant l'expulsion du fœtus, et
qui permettra un accouchement spontané.

INFLUENCE DES TUMEURS FIBREUSES SUR LA DÉLIVRANCE
ET LES SUITES DE COUCHES.

Il nous reste maintenant à parler de la dernière phase
de l'accouchement, de la délivrance. D'après un relevé de
toutes nos observations, nous voyons qu'en général, même
dans les cas qui ont nécessité des manœuvres obstétricales
les plus sérieuses, le décollement du placenta se fait d'une
manière normale, que la tumeur soit interstitielle, sous-

péritonéale ou sous-muqueuse. Ainsi, sur quarante cas de
tumeurs fibreuses compliquant la grossesse, nous ne trouvons que quatre délivrances artificielles par suite de
rétention du placenta. Cette complication est donc relativement assez rare. Dans un des cas auxquels nous faisons
allusion, le placenta était enchâtonné dans une portion de
la matrice par suite d'une contraction extrêmement éner-
gique que l'anesthésie a fait difficilement disparaître.
Dans les trois autres, la rétention était due à un défaut de
décollement, reconnaissant pour cause, soit l'absence de
contractions utérines, soit des adhérences trop intimes ; ce
qui s'explique fort bien si on tient compte des contractions
irrégulières de l'utérus dont nous avons déjà parlé, et de
l'irritation continuelle que les corps fibreux produisent sur
la muqueuse utérine. Peut-être pourrait-on également
invoquer la diminution des fibres musculaires dans une
certaine partie de l'utérus et une inertie partielle. Lorsque
le décollement s'est produit, il est très-rare que l'expulsion
du placenta soit entravée. C'est qu'en effet sa texture
molle et comme fongueuse, son élasticité se prêtent facilement à toute réduction ; il en résulte qu'une contraction,
même assez faible, suffit pour lui faire franchir un orifice
même rétréci. M. Dubar dans sa thèse publiée en 1864,
cite bien un cas rapporté par Puchelt où Chapman trouva
un placenta retenu depuis deux jours dans l'utérus. Mais
on doit ajouter qu'il s'agissait là d'un avortement de
quatre mois, et que les rétentions du placenta à cette
époque, indépendamment de toute tumeur fibreuse, sont
très-fréquentes. On a prétendu que lorsque le placenta
avait un point d'insertion plus ou moins étendu sur la
tumeur, la délivrance devenait bien plus difficile. Nous ne
sommes nullement fixé à cet égard, n'ayant pas d'observation qui puisse nous éclairer. Nous dirons cependant que
cette hypothèse nous paraît très-rationnelle, si nous envisageons la manière dont s'opère le décollement sur un utérus

sain. Après l'accouchement, les parois utérines se rétractent, l'utérus revient sur lui-même, sa cavité diminue. Le placenta ne pouvant suivre ce retrait de l'utérus se fronce ; les tissus fibreux et vasculaires qui l'unissent à la face interne de la matrice sont alors tiraillés et ne tardent pas à se rompre à mesure que les parois utérines se rapprochent ; et bientôt la rupture de tous ces liens ayant lieu, le décollement est complet. Mais supposons qu'il se trouve une tumeur dans la cavité utérine et que le placenta ait contracté avec elle des adhérences assez étendues. Dans ce cas-là la rétraction des parois de l'utérus n'aura aucune influence sur cette portion placentaire qui lui est pour ainsi dire étrangère, et comme la tumeur ne subit aucun mouvement de retrait, il s'ensuivra que les adhérences qui existent entre elle et le placenta ne pourront se déchirer et que celui-ci restera comme appendu à la tumeur.

La délivrance se termine donc en général d'une manière heureuse. Mais le placenta expulsé, la femme n'est pas pour cela hors de danger. Une série d'accidents très-souvent mortels viennent compliquer la délivrance. Le plus fréquent est sans aucun doute l'hémorrhagie. Immédiatement après l'issue du placenta l'utérus tend à se rétracter de manière à accoler ses parois et à obturer ainsi les orifices des vaisseaux qui ont été déchirés. Or, si cette rétraction ne peut avoir lieu ou ne se fait qu'incomplètement, on assistera à une hémorrhagie dont les caractères peuvent varier. Elle peut être soudaine et considérable d'emblée et se produire immédiatement après l'accouchement ou la délivrance : c'est ce qui se voit lorsque la rétraction est impossible. Dans ce cas, la mort peut être instantanée. D'autres fois elle est légère, mais continuelle, et peut durer ainsi un temps variable. Enfin il n'est pas rare de ne la voir commencer que quelques heures et même une, deux, ou trois semaines après l'accouchement. Elle est alors presque toujours accompagnée de tranchées très-pénibles et de douleurs atroces dans les reins. Le mémoire d'Oldham (Journal de chirurgie, 1844) contient sur ce sujet des observations très-intéressantes. Nous en citerons trois :

1er *cas*. Une dame âgée de 30 ans, accouchée depuis trois semaines, éprouve tout à coup une hémorrhagie grave jusqu'à la syncope. Des doses répétées d'ergot de seigle produisent au milieu de douleurs de plus en plus fortes et à la fin excessives, une dilatation de l'orifice utérin, assez grande pour laisser engager une tumeur et permettre l'introduction de la main. A peine le pédicule est-il embrassé, que la main et avec elle un polype du volume d'un œuf d'autruche sont expulsés par une violente contraction de l'utérus. (Guérison.)

2° *cas*. Peu après son accouchement, une femme, qui allait très-bien, fut prise d'une hémorrhagie qui ne put être arrêtée. Elle succomba au bout de huit à dix heures. On trouva, à l'autopsie, un polype volumineux au fond de l'utérus.

3e *cas.* Immédiatemeut après l'accouchement, une violente hémorrhagie se déclare. Utérus plus volumineux qu'à l'ordinaire, pas assez pourtant pour faire croire à un second enfant. Le toucher fait reconnaître au-dessus de l'orifice une tumeur ferme, mobile, du volume de la tête d'un fœtus de 6 à 7 ans. Radfort introduit la main dans l'utérus, trouve un pédicule grêle, le tord immédiatement et extrait ensuite tout ensemble le polype et le placenta. L'hémorrhagie se renouvela très-considérable encore, mais fut heureusement arrêtée et la femme guérit.

Comme on peut le voir d'après ces trois observations, les tumeurs qui ont donné lieu aux hémorrhagies étaient toutes les trois sous-muqueuses. Si nous recueillons tous les cas de ce genre, nous voyons encore que presque toujours on avait affaire à des tumeurs faisant plus ou moins saillie dans la cavité utérine. C'est qu'en effet ce siége est une des grandes causes prédisposantes des hémorrhagies. Il est très-rare de voir des tumeurs sous-péritonéales donner lieu à cet accident. Les tumeurs interstitielles le produisent plus souvent à cause de l'obstacle quelquefois insurmontable qu'elles opposent à la rétraction de l'utérus : Chaussier a vu après un accouchement heureux, une femme mourir d'hémorrhagie ; l'implantation du placenta se faisait à l'endroit où la tumeur interstitielle était placée. Outrepont a trouvé chez une femme morte d'hémorrhagie utérine, trois tumeurs fibro-cartilagineuses développées dans le corps de l'utérus. L'apparition de cet accident doit toujours faire porter un pronostic grave, car la mort en est souvent la conséquence.

A côté de l'hémorrhagie, nous devons placer la suppuration de la tumeur. Relativement à la marche et au pronostic de cet accident, nous devons tenir compte de deux particularités : 1° suivant que la tumeur est sous-muqueuse et fait saillie ou non dans le vagin ; 2° suivant qu'elle est interstitielle ou sous-péritonéale. Plusieurs phénomenes d'un ordre différent peuvent se produire lorsque le corps fibreux est sous-muqueux. Le plus heureux est sans aucun doute son élimination spontanée. Par suite d'un travail trop long, de compressions trop fortes ou de manœuvres irritantes trop vives, il se fait du côté du polype, un travail inflammatoire qui se termine bientôt par la suppuration. Ce travail débute en général vers le huitième jour de l'accouchement, quelquefois un peu plus tard. Il est annoncé par des frissons, de la fièvre, une température élevée. Puis les lochies deviennent fétides ou sanglantes ; et la malade commence à souffrir dans le bas-ventre. Si on pratique le toucher vaginal au début de ces accidents, et que le polype soit tout entier contenu dans la matrice, on ne trouve en général rien de particulier. Mais bientôt les douleurs deviennent plus vives, la malade souffre dans les reins; et on voit se déclarer de vraies douleurs expulsives. A ce moment le toucher permet de reconnaître une dilatation du col et un corps étranger mou, fongueux, à moitié engagé. Sous l'influence des contractions utérines, celui-ci est bientôt expulsé et la malade peut se rétablir complètement. Mme Boivin a observé un cas analogue. Moreau a publié dans les *Bulletins de la Société anatomique*, 1850, l'observation d'une jeune fille, qui huit jours après son accouchement, fut prise d'accidents semblables à ceux que nous avons décrits et qui guérit après l'expulsion spontanée d'un polype fibreux. Enfin Cruveilhier raconte que : « Madame C..., déjà mère de plusieurs enfants, devient grosse et accouche naturellement. Quatorze jours après, douleurs utérines aussi vives que celles de l'accouchement; écoulement infect de matières purulentes; rétention d'urine qui oblige d'avoir recours à la sonde. Le seizième jour en sondant la malade on s'aperçoit d'un corps qui tend à se précipiter hors du vagin. On le refoule; la nature mieux avisée que l'art l'expulse entièrement. Un deuxième corps étranger se présente; cette fois on favorise son expulsion. Un troisième assez volumineux se présente encore, et avant de procéder à son extraction on voulut connaître mon avis sur la nature de ces corps, que le praticien qui donnait ses soins à la malade n'avait pu caractériser. Je reconnus des fragments de tumeurs fibreuses, ramollies, altérées. Les petites masses arrondies qui constituaient ces tumeurs étaient réunies par des filaments fibreux, comme noueux. La détermination de ces corps bien établie, on procéda tout de suite à l'extraction de ce qui restait du corps étranger. L'écoulement purulent et à odeur putride ne tarda pas à disparaître et la malade guérit parfaitement. »

D'autres fois, la gangrène s'empare de la tumeur. Les lochies deviennent horriblement fétides, verdâtres, et contiennent des détritus de matières putrides qui ressemblent beaucoup à ceux qui sont la conséquence d'un cancer de l'utérus. Dans ces cas encore, la malade peut guérir lorsque la tumeur a été complètement détruite. Mais souvent aussi la muqueuse utérine n'est pas impunément en contact continuel avec un semblable foyer de suppuration, et on voit survenir, soit une infection putride, soit une infection purulente. M. Huguier rapporte, dans les Bulletins de chirurgie, une longue observation d'une femme atteinte de tumeur fibreuse qui s'était gangrenée après l'accouchement. Huit jours après, il fut obligé d'extraire cette tumeur par morceaux, tellement elle était ramollie et putrilagineuse; et un mois après l'opération, la malade mourait d'infection purulente vérifiée à l'autopsie.

Il peut enfin survenir, quelques jours après l'accouchement, une péritonite ou un métro-péritonite qui emporte la malade, quoique les accidents abdominaux soient surtout l'apanage des tumeurs sous-péritonéales ou interstitielles.

Mais ces complications toujours très-graves se rencontrent, disons-le, exceptionnellement. Le plus souvent la délivrance est heureuse; et tout se borne à quelques tranchées plus longues et plus douloureuses qu'à l'ordinaire, et à un écoulement de lochies fétides et abondantes, qui peut durer assez longtemps. Dans les cas tout à fait favorables, si le corps fibreux n'a pas été définitivement éliminé, il peut arriver qu'après l'accouchement, le col de l'utérus se referme sur la tumeur et que tout phénomène inquiétant disparaisse.

Lorsque la tumeur est interstitielle ou sous-péritonéale, elle peut également suppurer. Mais cet accident est autrement grave que dans le cas précédent. Presque toujours l'inflammation d'un corps fibreux interstitiel entraîne avec elle la suppuration du tissu utérin qui l'entoure et occasionne la mort de la malade par péritonite ou métro-péritonite. L'observation de Barnèche publiée dans les Annales de la Société de médecine de Bordeaux en est un bel exemple. Il s'agit d'une femme qui succomba vingt-quatre jours après un accouchement laborieux et chez laquelle on trouva à l'autopsie une péritonite généralisée, caractérisée par une sérosité purulente très-abondante dans l'excavation et une sérosité roussâtre en grande abondance (plus d'un litre) dans le reste de la cavité péritonéale. L'utérus contenait plusieurs tumeurs faisant saillie à la surface utérine, et trois tumeurs inégales occupant le fond et les parties latérales droite et gauche. Le scalpel plongé dans ces tumeurs pénétra dans une cavité considérable à parois très-minces partout excepté en bas, où le parenchyme utérin lui-même s'opposait à toute communication avec la cavité utérine. Ces cavités étaient remplies de sérosité purulente.

D'autres fois, il peut arriver que les lames de tissu utérin, qui séparent la tumeur de la cavité utérine ou péritonéale, se gangrènent et que le pus se fasse ainsi jour dans ces cavités, comme on peut le voir dans le cas de M. Huguier (*Bulletins de la Société de chirurgie*, t. VIII). Cette observation offre trop d'intérêt pour que nous ne la rapportions pas tout entière malgré sa longueur.

OBSERVATION LXIII.

La nommée Chénier (Marie), âgée de 41 ans, cuisinière, est entrée à l'hôpital le 34 juillet 1857. Cette femme rapporte qu'elle a eu 10 enfants. Le 22 mai de cette année elle a fait une fausse couche à deux mois de grossesse. La sage-femme qui la soigna pendant son avortement lui dit, en la délivrant, qu'il lui restait encore quelque chose dans la matrice. Un médecin fut appelé ; il pensa qu'il restait un deuxième enfant, mais que cet enfant était mort. Quoi qu'il en soit, et bien que les règles aient reparu au bout de six semaines, cette femme continua d'être souffrante. Huit jours avant son entrée à l'hôpital, elle consulta un autre médecin, qui l'examina et lui dit qu'elle avait une affection de la matrice, et l'adressa à M. Huguier alors suppléé par M. Alph. Guérin. A l'examen de la malade, on constata dans le bas-ventre une tumeur paraissant dépendre de l'utérus. Au toucher vaginal, on sent manifestement qu'elle est située en avant de l'utérus et fait

saillie dans le vagin. Une sonde introduite dans la vessie est portée directement en arrière et en bas vers le coccyx et fait supposer que la tumeur
est située entre cet organe qu'elle refoule en arrière et la paroi abdominale.
Elle paraît avoir le volume d'une tête de fœtus. M. Guérin croit la tumeur
fluctuante et formée par une collection purulente. En effet, depuis son entrée à l'hôpital, la malade a de la fièvre et accuse des élancements dans la
partie malade ; M. Guérin pense qu'on ne doit pas ouvrir sur le champ cette
tumeur, et qu'il vaut mieux attendre son ouverture spontanée. Convaincu
qu'il serait obligé de traverser la vessie, il recule devant une ponction par
le vagin, expectation.

14 août. La malade souffre beaucoup. Les symptômes généraux sont plus
graves. — Application d'un large vésicatoire sur la tumeur.

Le 17. Nouvel examen de la malade par M. Alph. Guérin et par M. Huguier,
cathétérisme de l'utérus. L'utérus a sa longueur normale ; il y a seulement
une légère rétroversion. Cathétérisme de la vessie. Comme la première fois
la sonde est portée en arrière et un peu à droite. La vessie est donc aplatie,
portée en arrière par la tumeur dont elle tapisse la partie inférieure. La
malade se plaint d'envies fréquentes d'uriner et de difficulté dans la miction.
La fluctuation dans la tumeur est plus manifeste. Comme elle est perçue surtout dans la région hypogastrique gauche, il devient plus évident que son
origine est de ce côté ; cependant la fluctuation existe aussi à la région sus-
pubienne. Depuis quelques jours la tumeur augmente considérablement de
volume. M. Huguier pense avoir affaire à une tumeur sanguine enflammée
avec formation de pus ou à un kyste suppuré. Il décide que le lendemain une
ponction serait pratiquée un peu au-dessous et à gauche du pubis ; mais
dans la nuit, la malade est prise de dyspnée, de douleurs abdominales vio-
lentes et d'une agitation extrême.

Le 19. La sensibilité du ventre est très-vive, le pouls petit, filiforme,
assez rapide ; la malade a de l'agitation et de la dyspnée ; signes de péritonite commençante.—Sinapismes, cataplasmes laudanisés, potion stimulante.
Pendant la visite la malade se plaint de ne pas avoir uriné depuis la veille.
Cathétérisme.

Dans cette opération la sonde pénètre directement et n'est plus portée en
arrière comme la veille. Ce qui fait supposer que la tumeur s'est vidée. En
effet, par le toucher vaginal on ne sent plus la saillie qu'elle faisait au-dessus
du col de l'utérus, et celle qu'elle formait au-dessus du pubis a diminué
des 2/3. Le soir les accidents ont augmenté ; la malade a vomi, le pouls est
filiforme, tellement rapide qu'on ne peut plus le compter. Les extrémités se
refroidissent ; la sensibilité est extrême.

Le 20. Les vomissements continuent de nouveau. M. Huguier constate la
diminution de la tumeur et pense qu'elle s'est ouverte dans le péritoine.

Pouls insensible, refroidissement des extrémités. — Application de deux vésicatoires aux cuisses.

Le 22. Les vomissements s'arrêtent, diarrhée abondante. — Diascordium 2 gr., sous-nitrate de bismuth 10 gr., orangeade, eau de Seltz.

Le 23. La diarrhée continue, la] malade s'affaiblit davantage; le ventre est moins sensible; il n'y a plus de vomissements. — Deux vésicatoires aux mollets; orangeade, eau de Seltz.

Le 25. Mort dans la matinée.

Autopsie 24 heures après la mort. La paroi abdominale enlevée, on aperçoit une tumeur du volume d'une tête d'enfant de 5 ans et de forme ovalaire, elle simule la vessie fortement distendue; elle est placée sur la ligne médiane et remplit tout le petit bassin : elle n'adhère pas à la paroi abdominale, mais l'intestin grêle est fixé à sa partie supérieure par des fausses membranes épaisses et purulentes. Le ventre d'ailleurs est le siége d'une péritonite. Les intestins adhèrent entre eux par des fausses membranes; mais il n'y a qu'un léger épanchement entre les anses intestinales. Lorsqu'on soulève la tumeur, on constate en arrière et dans l'excavation pelvienne un épanchement purulent dont l'abondance est évaluée à un verre ou un verre et demi. A la partie supérieure et postérieure droite de la tumeur, existe une perforation arrondie qui s'est faite par usure et dont les bords sont arrondis et amincis. Le diamètre de cette perforation égale celui d'une pièce de 0,50. Une matière grisâtre s'échappe au travers. En arrière de cette perforation on en rencontre une autre du diamètre de 2 mm. Le pubis scié et enlevé on soulève la tumeur avec le rectum qui n'adhère pas à la partie postérieure. Alors on voit manifestement qu'elle a pour point de départ l'utérus, mais on n'aperçoit nulle part la vessie. L'insufflation démontre qu'elle est rejetée à sa gauche et lui fait reprendre sa situation normale.

Un cathéter introduit dans l'utérus montre que la cavité est libre dans toute son étendue, et que l'organe n'a pas augmenté de volume. De chaque côté on voit les deux ovaires parfaitement sains. Alors on dissèque la vessie qui était adhérente à toute la paroi antérieure du vagin, et on la détache de la tumeur. On découvre ainsi le vagin et le col de l'uterus. On fend longitudinalement et de bas en haut ces deux organes et on arrive à la tumeur. La tumeur fendue elle-même de bas en haut laisse écouler un pus épais avec matière grisâtre; au milieu se trouvent plusieurs masses de nature évidemment fibreuse, de grosseurs différentes, mais ne dépassant pas le volume d'un œuf. Entre ces masses sont des loges qui contiennent du pus, mais qui communiquent toutes entre elles et conduisent à la perforation spontanée. Les enveloppes de la tumeur sont formées par une couche corticale de tissu utérin dépendant de la paroi antérieure de cet organe. Leur épaisseur est de 40 à 50 mm. à la partie inférieure de la tumeur; tandis qu'à la partie supé-

rieure elles sont très-minces. Elles se détachent facilement de la tumeur
qu'on peut énucléer, du moins en grande partie. Les parois propres de la
tumeur ont à peu près la même épaisseur ; mais nulle part elles ne communiquent avec la cavité utérine, de sorte que la paroi antérieure de cet organe
s'est dédoublée pour loger cette tumeur ; un feuillet la recouvre et la sépare
du péritoine ; un autre passe en arrière et la sépare de la cavité utérine.

Deux autres complications beaucoup plus rares peuvent
encore se rencontrer : ce sont la rupture et le renversement de l'utérus.

Au premier abord, il semble que la présence d'une tumeur fibreuse, dans la cavité ou les parois de l'utérus,
doive déterminer fréquemment des ruptures de la matrice : l'obstacle qu'elle oppose au passage du fœtus,
l'amincissement d'une des parois de l'utérus, la longueur
du travail, sont en effet des conditions très-favorables à la
production de ce phénomène. Il n'en est rien cependant.
Si nous recherchons avec soin dans toutes les observations que nous avons pu recueillir, nous ne trouvons cette
complication signalée qu'une seule fois par Fabrice de
Hilden. Encore est-il douteux que la tumeur ait été la
véritable cause de cet accident. Nous pouvons donc conclure que non-seulement les corps fibreux ne déterminent
pas de ruptures de l'utérus, mais qu'ils semblent même
ne pas prédisposer aux ruptures spontanées ; et que, si
cet accident se présente, il est, comme dans tout utérus
gravide, le résultat immédiat de la maladresse ou d'un
déploiement trop grand de force dans l'introduction de la
main ou d'un instrument.

Le renversement de l'utérus est également très-rare. Il
peut se produire dans deux circonstances différentes :
1° Pendant l'accouchement. Il faut alors que le polype
soit inséré sur le fond de l'utérus, maintenu par un pédicule résistant, et qu'il soit chassé de la cavité utérine par
la partie fœtale. Dans ce cas, le fond de l'organe se dé-
prime de plus en plus, à mesure que l'accouchemen

avance; et si le pédicule est assez fort pour résister, le renversement complet ou incomplet peut se produire. 2° Après l'accouchement. Il peut aussi avoir lieu après, et reconnaître pour cause les efforts que fait l'utérus pour se débarrasser du polype. Nous trouvons dans le mémoire d'Oldham un cas de ce genre (Obs. 6). Une femme, accouchée depuis quinze jours, n'avait cessé, pendant cette quinzaine, d'avoir des lochies abondantes; elle avait, en outre, éprouvé de temps en temps de véritables pertes et de violents paroxysmes de contractions utérines avec pesanteur. Tous les moyens mis en usage furent inutiles : elle succomba épuisée. A l'autopsie, on trouva un polype de 2 pouces de longueur, engagé à travers l'orifice utérin béant, et attaché à la partie antérieure de la matrice qu'il avait renversée.

DIAGNOSTIC.

Deux sortes de symptômes feront reconnaître les corps fibreux : les signes rationnels et les signes physiques.

Les premiers ne peuvent que les faire supposer. Ce sont :

Des phénomènes sympathiques, tels que nausées, vomissements, gastralgie;

Une leucorrhée plus ou moins abondante qui tantôt précède la formation de ces tumeurs, tantôt ne survient qu'à une époque assez avancée de leur naissance;

Des dérangements de la menstruation qui devient plus fréquente, plus abondante et plus prolongée;

Des retours irréguliers des pertes;

Des pesanteurs dans l'hypogastre et dans le rectum, des tiraillements dans les cuisses et les lombes accompagnés quelquefois de rétention des matières fécales et de dysurie.

Les seconds ne deviennent évidents que lorsque les corps fibreux sont assez volumineux et font saillie, soit à la surface péritonéale, sont dans le vagin. Dans le premier cas, le palper hypogastrique ou le toucher rectal reconnaîtra une ou plusieurs tumeurs dures, irrégulières et plus ou moins mobiles, situées soit dans l'excavation, soit au-dessus du détroit supérieur. Dans le second, si le polype est inséré au niveau du museau de tanche, le doigt introduit dans le vagin le sentira facilement. Il en sera de même s'il fait saillie dans la cavité du col et que celui-ci soit un peu entr'ouvert. On sent alors une tumeur de volume variable, élastique, molle, qui tend à faire saillie au dehors. Le spéculum permet d'en reconnaître les caractères extérieurs ; elle est lisse, blanchâtre et pyriforme, à grosse extrémité en bas, quelquefois rouge, saignante et comme fongueuse.

Tels sont, en résumé, les principaux symptômes qui accompagnent en général la présence d'un corps fibreux dans l'utérus. Comme on peut le voir, les signes de probabilités sont bien plus nombreux que ceux de certitude ; et souvent ces derniers sont impossibles à constater, tant à cause du siége de la tumeur, qu'à cause des modifications diverses apportées par la grossesse dans leur structure. C'est ce qui explique les erreurs de diagnostic commises si souvent. Une autre cause d'erreur qu'il faut connaître : c'est que souvent on ne constate les corps fibreux qu'au moment de l'accouchement ou à une époque avancée de la grossesse, ce qui tient à la rapidité de leur développement d'une part, et d'autre part à l'absence de symptômes caractéristiques.

Quoi qu'il en soit, les tumeurs fibreuses, compliquant la grossesse, sont en général faciles à diagnostiquer quand elles occupent des points de l'utérus accessibles à nos moyens d'exploration. Mais quand elles ne sont pas saillantes à la face antérieure de l'utérus, qu'elles ne proéminent pas dans le vagin et que le doigt ne peut les atteindre ni par le toucher vaginal, ni par le toucher rectal, le dianostic devient alors extrêmement difficile et souvent impossible. C'est ce qui a lieu lorsque la tumeur est encore renfermée dans la cavité utérine, ou qu'elle s'est développée au centre de la paroi postérieure ou dans le voisinage des angles. On trouve dans ces cas, pour tout symptôme, un utérus augmenté de volume, plus lourd qu'à l'ordinaire et difficile à mouvoir.

La première idée qui vient alors à l'esprit est celle d'une grossesse, avec d'autant plus de raison qu'il existe également des troubles sympathiques rationnels analogues à ceux qu'on rencontre dans la grossesse, tels que pesanteur dans l'hypogastre, indispositions diverses, augmentation et sensibilité des seins, et même quelquefois un certain degré de ramollissement du col. Mais une grossesse normale ne cause guère cette pesanteur à l'hypogastre, et, quand elle tuméfie cette région, c'est après plusieurs mois de durée et par conséquent d'aménorrhée ; tandis que lorsque l'utérus renferme un corps fibreux, non-seulement la femme continue à perdre du sang menstruel, mais elle en perd en plus grande abondance et plus souvent. La connaissance de ce seul fait éloignera donc toute idée de grossesse normale. Mais si la suppression des règles est la condition ordinaire de la grossesse, on peut exceptionnellement rencontrer des cas où l'écoulement menstruel soit conservé. Les cas de grossesse anormale sont rares, il est vrai, mais il suffit qu'ils soient possibles pour qu'on doive en tenir compte. Les signes rationnels de la grossesse sont donc insuffisants pour en établir le diagnostic. Il n'en est pas de même des signes sensibles dont quelques-uns, tels que les ballottements et les bruits du cœur fœtal, sont des signes de certitude. Malheureusement, ils n'apparaissent qu'à partir du quatrième mois de la grossesse; de telle sorte que jusqu'à cette époque on ne pourra qu'être dans le doute. Le palper abdominal doit être fait avec le plus grand soin pour s'assur que l'utérus ne présente ni saillie, ni bosselure, ce qui serait une présomption en faveur d'un corps fibreux. On doit aussi s'éclairer du poids de l'utérus, et rechercher les modifications du col. Il peut se faire cependant que, malgré toutes ces précautions, l'incertitude existe toujours. Dans ce cas, on doit tenir la femme en observation, car il peut se produire des symptômes spéciaux qui feront cesser toute incertitude. C'est principalement aux époques menstruelles qu'on doit la surveiller. A ce moment, en effet, quelle que soit la quantité de sang qui s'écoule, il se fait souvent sous l'influence de la congestion utérine un mouvement de descente du corps fibreux: celui-ci tend à s'engager dans le col; et le toucher permet alors de le sentir à travers l'orifice dilaté. Mais ce n'est pas tout. Il est rare que cela ait lieu sans qu'il y ait en même temps des coliques expulsives quelquefois aussi fortes que celles de l'enfantement. Or ce fait constitue à lui seul une présomption très-grande en faveur d'une tumeur fibreuse, car de semblables efforts, si la femme était enceinte, devraient amener presque fatalement l'avortement. Si donc ces douleurs si vives ne parviennent à expulser que du sang, il y a de très-grandes probabilités pour qu'on n'ait affaire qu'à un corps fibreux.

Dans d'autres cas, la tumeur fibreuse existe réellement, mais elle n'a pas empêché la fécondation, et la grossesse s'est déclarée. C'est là ce qui arrive le plus souvent. Si la tumeur est sous-péritonéale et d'un certain volume, on peut alors, par le palper hypogastrique, la séparer de l'utérus gravide. Mais si elle est sous-muqueuse ou interstitielle, il est la plupart du temps impossible d'établir un diagnostic certain, du moins au début de la grossesse. On doit du reste savoir que le plus souvent la tumeur est méconnue jusqu'au moment de l'accouchement, soit parce qu'elle ne donne aucun signe de vie pendant toute la gestation, soit parce qu'on attribue à l'état de grossesse tout ce qui se passe d'un peu anormal.

Le diagnostic avec la grossesse extra-utérine offre aussi quelquefois de grandes difficultés. Si la femme est arrivée à une période assez avancée de la gestation, c'est-à-dire au sixième ou septième mois, on pourra reconnaître tous les signes de la grossesse : suppression des règles, modifications survenues du côté des seins; vomissements, mouvements actif et passif du fœtus, bruits du cœur fœtal; de plus, le toucher pourra quelquefois juger de l'état de vacuité de l'utérus, et le palper hypogastrique pourra distinguer un sillon de séparation entre les deux tumeurs. Mais il n'en est pas toujours ainsi, et c'est alors que le diagnostic est difficile. Cela se voit au début de la grossesse extra-utérine, ou lorsqu'elle existe depuis long-temps déjà, un an ou deux par exemple. Dans ces deux circonstances, on comprend pourquoi l'erreur est si facile à commettre : c'est que, dans le premier cas, les signes certains de grossesse n'existent pas encore, et que, dans le second, ils ont disparu. Dupuytren a vu plusieurs femmes se croyant enceintes de huit à dix mois et même un an ou deux et auxquelles des médecins avaient dit qu'elles avaient une grossesse extraordinaire. Si la grossesse est peu avancée, on suivra avec soin la marche de la tumeur ; si elle date de longtemps, on recherchera si les signes de grossesse extra-utérine ont existé. On s'informera si à la fin du neuvième mois il ne s'est pas établi un faux travail; s'il n'y a pas eu expulsion d'une fausse membrane; si enfin les règles n'ont pas reparu. On pourra ainsi, dans bien des cas, reconnaître l'existence d'une grossesse extra-utérine, anomalie très-rare du reste. L'observation suivante nous montre combien l'erreur est facile, même lorsqu'on est muni de tous les renseignements désirables. Elle a été publiée par Jobert de Lamballe, dans la *Gazette des hôpitaux.*

OBSERVATION XIV.

Madame C... est atteinte d'une tumeur datant de treize mois. La malade n'a jamais eu d'enfant, mais elle a fait trois fausses couches. Pour la quatrième fois, vers la fin d'avril 1844, ses règles se suppriment. La malade éprouve des coliques sourdes dans le bassin, dans les lombes et la région inguinale, et un sentiment de pesanteur vers le périnée. En même temps, au lieu de répandre beaucoup de sang, comme elle avait l'habitude aux époques menstruelles, elle ne perdit que quelques gouttes de sang. Les jours suivants, tous les symptômes disparaissent, et la malade continue à jouir d'une assez bonne santé. Mais, un mois après, les règles ne reparaissent point ; les seins commencent à acquérir un plus grand développement; la malade éprouve de temps en temps de la céphalalgie, des nausées, des étourdissements.

Au mois de juillet, il survient des douleurs abdominales très-vives, surtout à gauche; les parois du ventre se contractent. Cependant aucun produit solide ni liquide n'est expulsé. Ces accidents ne durent que vingt-quatre heures. C'est alors qu'elle consulte un médecin qui croit à l'existence d'un polype fibreux.

Le mois suivant, la suppression des règles continue ; les seins augmentent de plus en plus de volume; des douleurs sourdes se font sentir de temps en temps dans l'abdomen ; il y a ordinairement une constipation de cinq à six jours sans une gêne notable dans l'émission des urines. Au mois de septembre, le ventre augmente notablement de volume, et la malade, pour la première fois, perçoit dans cette région une sensation analogue à celle que feraient éprouver les mouvements du fœtus. En appliquant la main. elle sent également un corps qui se déplace. C'est surtout alors qu'elle se se croit réellement enceinte.

Le 19 février 1845, c'est-à-dire neuf mois après les premiers accidents, de vives douleurs analogues à celles de l'enfantement se manifestent; ces douleurs durent huit jours, après quoi il sort un liquide roussâtre et une sorte de membrane. Puis les règles reparaissent et coulent abondamment pendant trois jours. Depuis cette époque, les mouvements ont cessé, et la tumeur s'est portée un peu à gauche.

Au mois d'avril dernier, cette femme consulte deux de nos praticiens les plus distingués qui, après l'avoir examinée, lui affirmèrent qu'elle n'était pas enceinte, mais qu'elle était affectée d'un kyste de l'ovaire ou d'une tumeur fibreuse de l'utérus.

Le 3 juin, lendemain de son entrée à l'hôpital, les règles reparaissent et coulent abondamment pendant six jours. Le 14, après l'avoir examinée, Jobert de Lamballe diagnostiqua une grossesse extra-utérine abdominale.

A ce moment, l'abdomen était très-volumineux. La tumeur était considérable, cylindrique et un peu plus saillante à gauche qu'à droite, un peu résistante et sans fluctuation.

Ici la grossesse extra-utérine a été prise pour une tumeur fibreuse. Mais d'autres fois l'erreur contraire est commise. Bricheteau rapporte un cas dans lequel la présence d'un bruit de souffle entraîna une déplorable erreur de diagnostic. Une femme chez laquelle on reconnut plusieurs signes de grossesse et qui présentait un bruit de souffle très-manifeste dans la région occupée par la tumeur, fut soupçonnée de porter le produit d'une grossesse ovarique, et la gastrotomie fut pratiquée. On ne trouva aucune trace de fœtus, mais bien une tumeur fibreuse. La malade mourut le sixième jour.

Une erreur beaucoup moins funeste pour la mère et l'enfant, consiste à prendre la tumeur pour un deuxième enfant. Comme dans la grossesse gémellaire, le ventre est en effet plus gros et déformé; il peut même y avoir deux saillies, une en bas, formée par la tumeur, qu'on prendra pour une tête fœtale; une autre en haut, formée par la véritable tête du produit. D'autres fois, le produit se présentant par l'extrémité céphalique, il peut y avoir deux tumeurs situées un peu sur le côté, l'une un peu plus haute que l'autre, et séparées par une dépression. La tumeur fibreuse étant alors comprimée entre le pubis et la tête fœtale, est dure et résistante, il devient impossible par le palper abdominal de la diagnostiquer. Lorsque le travail est commencé et que la dilatation du col de l'utérus permet l'introduction du doigt, on est alors en général édifié sur la véritable nature de cette prétendue tête. Cependant, même dans ces cas, le diagnostic est quelquefois très-difficile, et l'erreur a été commise plusieurs fois. Cela tient à ce que quelquefois la tumeur fibreuse, tout en ayant le volume et la forme de la tête, présente en outre sur une portion de sa surface une véritable dépression

semblable, une fontanelle. Mme Lachapelle a constaté ce fait
une fois, et Leguerre a également vu un fait semblable.
Dans le premier cas l'erreur a pu être évitée, dans le second elle a été commise. Mais ces faits sont très-rares ; et
en général on reconnaîtra la véritable nature de la tumeur.

Enfin on a pris une tumeur fibreuse pour une présentation du siége. Nous trouvons dans le mémoire de Forget
une observation rapportée par Amand dans son traité d'accouchements, relative à cette erreur. Un examen approfondi et plusieurs fois répété de la tumeur nous paraît
devoir éviter une semblable faute.

Les modifications imprimées à la vitalité et au développement des corps fibreux par l'état de gestation peuvent
plus facilement égarer le diagnostic. C'est ainsi qu'on a
pris pour des kystes suppurés, des tumeurs fibreuses considérables devenues purulentes. L'observation XIII nous
en fournit un exemple. D'autres fois on a ponctionné à
plusieurs reprises des tumeurs du col de l'utérus devenues
si fluctuantes qu'elles avaient pu en imposer aux accoucheurs les plus habiles pour des kystes liquides. Cazeaux
(obs. 1) rapporte un fait de ce genre dans son Traité des
accouchements.

Mais il est une modification toute particulière sur laquelle nous devons nous arrêter un instant, nous voulons
parler du changement de forme que subissent dans certains cas les tumeurs fibreuses interstitielles. Cette modification a été constatée pour la première fois par M. le professeur Depaul, et par M. Guéniot qui était alors son chef
de clinique. Elle consiste dans un aplatissement de la tumeur tout entière ; de telle sorte que celle-ci au lieu de
former une saillie globuleuse, plus ou moins saillante,
constitue un gâteau d'épaisseur variable se moulant sur
l'utérus. On sent alors par le palper une plaque dure, indolente, quelquefois un peu mobile, comme dans le cas

auquel nous faisons allusion, et faisant un relief assez notable pour dissimuler le produit fœtal dans une certaine étendue. Ce phénomène est très-rare, puisque jusqu'ici nous n'avons pu recueillir qu'une seule observation qui en fasse mention. Il s'explique très-bien par la double pression exercée en sens inverse, d'un côté par l'œuf, de l'autre par la paroi abdominale antérieure. Ce qui le prouve, c'est qu'après l'accouchement, c'est-à-dire lorsque toute pression est disparue, la tumeur reprend sa forme normale. Mais pour qu'il se produise, il faut que le corps fibreux soit interstitiel et qu'il soit logé dans la paroi antérieure de l'utérus; il faut également qu'il ait subi un certain degré de ramollissement, de manière à pouvoir se prêter facilement à cette double compression. On comprend sans peine qu'un caractère aussi insolite déroute un accoucheur non prévenu de cette particularité. Aussi pour en donner une juste idée, rapporterons-nous l'observation suivante que nous empruntons à M. Guéniot (*Gazette des hôpitaux*, 1864, n° 53).

OBSERVATION XV.

D. Lidalis, âgée de 39 ans, mariée, femme de chambre, entre à la Clinique le 16 décembre 1863. Cette femme se déclare enceinte de huit mois, présente depuis huit jours des symptômes très-accusés d'inflammation de l'utérus avec menace d'accouchement prématuré. Visage congestionné, peau chaude, pouls large, plein, bat 100 fois par minute. Vomissements. L'utérus, très-développé et de forme irrégulière, est douloureux à la pression et présente des contractions intermittentes qui rendent difficile son exploration par le palper. On peut constater cependant qu'il est fortement enclavé à gauche, qu'il s'élève jusqu'à l'hypochondre et que la cause de cette irrégularité de forme est due à des tumeurs dures, de volume variable, implantées dans ses parois. L'une d'elles, grosse comme une orange, siége au côté gauche de l'organe, au-dessus de la fosse iliaque, et semble particulièrement douloureuse à la moindre pression.

Par le toucher vaginal, on trouve le col utérin élevé, petit, mou et fermé, ne formant qu'un relief d'un centimètre à peine dans le cul-de-sac droit et antérieur du vagin. Le segment inférieur de la matrice est lui-même élevé et ne laisse percevoir aucune portion fœtale, mais le doigt rencontre en arrière et un peu à gauche vers la partie de l'excavation, une tumeur grosse comme une orange, de consistance ferme, qui semble être sphéroïdale et adhérente à la matrice. Son élévation ne permet pas de déterminer le point précis d'où elle émane. Toutefois la coexistence de cette tumeur avec celles que le palper a fait reconnaître, permet de formuler un diagnostic exact. Il s'agit de tumeurs fibreuses développées dans la matrice et compliquant la grossesse.

Interrogée sur ses antécédents, la malade dit être d'un bon tempérament...

Les symptômes inflammatoires cessèrent sous l'influence du repos et des opiacés, et, le 27 décembre, la malade allait très-bien. Les parois du ventre sont alors très-souples et presque indolentes. Par le palper, on constate dans le segment antérieur de l'ovoïde utérin l'existence d'un corps volumineux étalé en plaque dure d'environ 18 centimètres de longueur et qui paraît siéger dans la paroi même de l'utérus ou dans la cavité de cet organe. Cette plaque, indolente et légèrement mobile dans le sens horizontal, s'étend obliquement du flanc ganche, où elle forme un relief notable, vers la partie supérieure de la fosse iliaque droite et recouvre ainsi une grande partie de l'ovoïde fœtal. Aussi les bruits du cœur et les mouvements du fœtus sont-ils plus difficiles et souvent même impossibles à percevoir. Un bruit de souffle intense s'entend au côté gauche de l'utérus.

Le fœtus dissimulé derrière cette large plaque est cependant accessible à gauche et un peu au-dessous de cette dernière, vers le fond de la matrice où l'on reconnaît une grosse tumeur mobile sphérique et dure, qui semble être la tête. C'est en ce point que la femme dit sentir particulièrement les mouvements de l'enfant.

Au-dessous de cette tumeur intra-utérine en existe une autre grosse comme une orange, adhérente à la paroi de la matrice et qui est supposée fibreuse. C'est celle qui à l'entrée de la malade était si douloureuse à la pression. D'autres tumeurs fibreuses sont également reconnues disséminées autour des précédentes. Au toucher vaginal, le col ne paraît pas notablement modifié dans ses caractères qu'il présentait le 16 décembre ; mais, chose extraordinaire, la tumeur perçue dans les premiers jours au fond de la cavité pelvienne sur le segment postérieur de la matrice, a maintenant disparu d'une manière complète, sans doute en s'élevant au-dessus du détroit supérieur. L'exploration par le rectum est aussi infructueuse que celle du vagin ; la tumeur est inaccessible. Le surlendemain M. Depaul confirme le résultat de mon examen et considère cette circonstance comme très-heureuse, tout en exprimant la crainte que la tumeur ne s'engage de nouveau dans l'excavation les jours suivants.

Le 5 janvier, la prévision de M. Depaul s'était réalisée ; la tumeur se trouve de nouveau dans l'excavation pelvienne, au point qu'elle occupait primitivement, mais cette fois elle paraît mobile et comme susceptible d'être isolée de la paroi utérine.

Travail le 14. Céphalo-iliaque gauche de l'épaule gauche. Version difficile. Mort de l'enfant. Délivrance naturelle. Après l'accouchement, les tumeurs fibreuses que le palper avait fait reconnaître pendant la grossesse étaient encore faciles à constater, mais la plaque antérieure était beaucoup moins apparente et se confondait davantage avec le globe utérin. La matrice quoique bien rétractée resta volumineuse, inclinée à gauche et remontant par son fond jusqu'à 6 centimètres au-dessus de l'ombilic. Les tumeurs fi-breuses que le palper avait fait reconnaître pendant la grossesse étaient encore faciles à constater, mais la plaque du segment antérieur était beaucoup moins apparente et se confondait d'une manière plus intime avec le globe utérin. Elle avait en outre perdu sa mobilité. Quant à la tumeur pelvienne remontée dès le début au-dessus du détroit supérieur, elle n'apporta pas d'obstacle à la version.

La malade est prise de varioloïde, puis de péritonite généralisée, et meurt le 21 janvier, sept jours après l'accouchement.

Opposition à l'autopsie. On ne peut enlever que l'utérus. La matrice, hérissée de tumeurs fibreuses de forme irrégulière, conserve un volume très-exagéré. Elle mesure 16 centimètres de large au niveau de l'insertion des trompes, et 21 centimètres de long. Elle est rendue convexe par une tumeur fibreuse contenue dans son épaisseur et mise à découvert au moyen d'une incision. Cette tumeur, sensiblement sphérique, a 10 centimètres de diamètre et proémine fortement dans la cavité de l'organe. Elle est séparée de la face externe de l'utérus par une épaisseur de 2 à 3 millimètres de tissu, et de la surface utérine par une couche plus épaisse qui mesure environ 15 millimètres. Une couche celluleuse très-mince la sépare du tissu propre de l'organe dans lequel elle est incluse. C'est ce corps fibreux qui représente la plaque dure et mobile constatée pendant la grossesse. Son tissu est ferme, mais sans dureté, grisâtre, d'aspect homogène et comme lardacé; il est parsemé de lamelles ou filaments calcaires qui se brisent difficilement et avec un bruit sec sous le tranchant du couteau. Il s'agit évidemment d'un corps fibreux en voie de dégénérescence calcaire et qui a déjà subi des altérations de tissu.

A la jonction du corps et du col, en arrière et un peu à gauche, existe une autre tumeur sphérique de 5 centimètres et demi de diamètre, sous-péritonéale et sans pédicule, s'implantant par une large base sur l'organe. Il s'agit d'un corps fibreux qui présente à la coupe un tissu ramolli et comme infiltré dans ses couches superficielles. Une troisième tumeur fi-breuse aplatie, pédiculée, émane de l'utérus en arrière de la corne droite.

Enfin sur la face antérieure de l'organe on reconnaît l'existence de seize autres tumeurs fibreuses, tantôt superficielles, sous-péritonéales et variant en volume depuis celui d'un pois jusqu'à celui d'un œuf d'hirondelle, ce qui porte à 20 le nombre des tumeurs qui naissent de la matrice.

Tissu utérin sain au niveau du corps ramolli et noirâtre dans le col. Bassin normal.

Comme on peut le voir, d'après cette longue observation, outre l'aplatissement de la tumeur, il existait en outre une mobilité très-manifeste de la plaque fibreuse qui permettait de légers déplacements dans le sens transversal et rendait encore le diagnostic plus difficile. Ces mouvements se faisaient, grâce à une bourse séreuse accidentelle qui sépare quelquefois les tumeurs du tissu propre et que M. Verneuil a pu constater sur des utérus à l'état de vacuité.

Il y avait donc là deux caractères tout à fait insolites, aplatissement et mobilité de la tumeur, qui pouvaient faire penser à toute autre chose qu'à un corps fibreux interstitiel. En présence d'un pareil cas, l'accoucheur ne doit rien négliger pour s'éclairer. Il doit interroger avec soin les antécédents de la malade; voir si son ventre n'était pas développé avant sa grossesse; si elle n'avait pas habituellement des pertes abondantes sanglantes ou muqueuses; si, enfin, elle n'a jamais eu de métrorrhagies. L'utérus sera ensuite examiné avec le plus grand soin, dans le but de rechercher s'il n'y a pas quelque autre tumeur dans les parois utérines. Dans le cas précédent, la présence de tumeurs fibreuses parfaitement reconnaissables suffit à M. Depaul pour lui faire penser que la tumeur aplatie était de même nature que les autres.

Nous avons vu plus haut que les tumeurs fibreuses étaient susceptibles de subir des déplacements parfois très-étendus. Cette observation en est encore un exemple. La tumeur qui obstruait une bonne partie de l'excavation et qui faisait craindre de graves complications disparut tout d'un coup sans qu'il fût possible de la retrouver, puis reparut de nouveau après un certain temps. Or, il est de la plus haute importance d'être prévenu de la possibilité de ce phénomène, pour ne pas commettre une erreur de diagnostic d'autant plus regrettable qu'elle peut avoir les conséquences les plus fâcheuses. Voici en effet ce qui arrivera. La tumeur n'existant plus, on doutera de son premier examen. On croira (surtout si la malade presque toujours constipée dans ces cas a eu des évacuations dans l'intervalle) à une tumeur formée par des matières fécales, et on considérera la malade comme désormais délivrée de tout danger. Dès lors celle-ci ne sera plus surveillée; et si la tumeur vient à redescendre, on peut se trouver, au moment de l'accouchement, en présence de difficultés insurmontables. La vie de la femme et la réputation de l'accoucheur se trouvent ainsi du même coup fortement compromises. Si donc après avoir constaté chez une femme enceinte une tumeur fibreuse obstruant plus ou moins le canal pelvien, on trouve à un moment donné celui-ci complètement libre, on se rappellera la possibilité d'une ascension de la tumeur au-dessus du détroit supérieur. On recherchera avec soin, par le palper, s'il n'existe pas une tumeur dans la cavité abdominale; et si cet examen ne donne rien, on ne négligera pas de le pratiquer à plusieurs reprises, concurremment avec le toucher vaginal.

En tenant compte des différentes particularités que nous venons de signaler, on arrivera en général assez vite à reconnaître l'existence d'un corps fibreux dans un utérus gravide. Mais le diagnostic est encore bien incomplet. Il ne suffit pas, en effet, de reconnaître cette tumeur, il faut aussi se demander à quels dangers elle expose; si l'accouchement naturel est possible; si enfin l'intervention chirurgicale a quelque chance de réussir. C'est là, en effet, le point véritablement important et aussi le plus difficile. Il sera résolu si on peut reconnaître avec exactitude si la tumeur est pédiculée ou non; quels sont dans le premier cas le point d'implantation, la longueur et la résistance du pédicule.

Dans certains cas il est assez facile de constater toutes ces particularités, par exemple lorsque la tumeur est sous-péritonéale et flottante dans la cavité abdominale et qu'il existe entre elle et l'utérus un sillon de séparation bien tranché; lorsqu'elle est sous-muqueuse et pédiculée et que le doigt introduit dans le col pendant le travail peut sentir, à la limite de son contact avec la muqueuse, un interstice plus ou moins prononcé. Dans ces cas on peut affirmer que le corps fibreux n'est pas interstitiel; la largeur de l'interstice servira à établir la longueur du pédicule. Mais bien autres sont les difficultés si le corps fibreux occupe la partie postérieure de l'excavation. S'il est sous-péritonéal et inséré à la partie postérieure du corps de l'utérus, il échappe par ce fait à tous nos moyens d'exploration. Le toucher vaginal ou rectal ne peut permettre de constater que la présence d'une tumeur dans le bassin, d'en apprécier le volume et la consistance, mais rien de plus. Est-elle sessile ou pédiculée, nul ne peut le savoir? Mais la tumeur peut naître du col et de là envahir, en repoussant le cul-de-sac postérieur, toute l'excavation. Les mêmes signes énoncés plus haut nous font alors reconnaître s'il y a un pédicule et quels sont ses caractères. Si le doigt éprouvait quelques difficultés à bien limiter la tumeur, on devrait employer une sonde de femme ordinaire. Si la tumeur est pédiculée, la sonde arrivera à circonscrire le pédicule et à indiquer jusqu'à son point d'implantation; si au contraire la tumeur est sessile ou à large base, la sonde ne pourra parcourir qu'une des faces de la tumeur. Ce caractère si important peut cependant faire défaut, comme nous le voyons dans l'observation XV. Cela se rencontre lorsque la tumeur est volumineuse et que la tête fœtale a pu descendre dans l'excavation. Les deux tumeurs comprises dans le petit bassin se compriment l'une et l'autre sous l'influence des contractions utérines, et la tumeur fibreuse pressée entre les parois osseuses et la tête fœtale ne fait plus qu'un avec la paroi utérine. Le doigt cherche en vain une limite, celle-ci n'existe pour ainsi dire plus. L'introduction de la main tout entière pourra seule éclairer l'accoucheur en lui permettant d'explorer plus profondément et plus fructueusement toute la tumeur. Nous conseillons donc de ne rien négliger pour arriver à un diagnostic complet, la base du traitement reposant sur la connaissance approfondie de toutes ces particularités.

Quelques mots sur le diagnostic des corps fibreux après l'accouchement. Nous avons vu plus haut que si les tumeurs fibreuses sont souvent une cause de dystocie, elles peuvent quelquefois ne donner lieu à aucun accident ni pendant la grossesse, ni pendant l'accouchement, de telle sorte qu'elles restent complètement méconnues jusqu'à une prochaine grossesse. Mais il peut aussi se faire qu'immédiatement après la délivrance ces tumeurs jusque-là ignorées provoquent une série de complications qui les fasse sinon reconnaître, du moins soupçonner. A l'état physiologique, aussitôt après la sortie du délivre, la rétraction lente mais graduelle de l'utérus commence. Cette rétraction se fait quelquefois sans que la femme en ait conscience, mais le plus souvent elle est accompagnée de douleurs intermittentes analogues à celles de l'enfantement appelées tranchées utérines, qui provoquent la sortie d'une certaine quantité de sang et de caillots encore contenus dans la cavité utérine. Le volume de l'utérus et l'intensité des douleurs seront donc en raison directe de la masse renfermée dans cette cavité. Aussi quand l'utérus, après la délivrance, est plus volumineux et plus dur qu'à l'ordinaire, et qu'il se livre à des contractions énergiques, doit-on penser de suite à l'existence d'une hémorrhagie utérine, avec d'autant plus de raison que chaque crise douloureuse est accompagnée de la sortie par le vagin d'une quantité de sang parfois considérable. Mais la présence d'un corps fibreux est également capable de produire les mêmes symptômes. On pourra donc hésiter entre un caillot volumineux et un polype fibreux. Or, un caillot si volumineux soit-il, sera toujours expulsé par la violence des contractions utérines, et après sa sortie tout symptôme inquiétant disparaîtra; tandis qu'un corps fibreux résistera aux contractions utérines et entretiendra l'hémorrhagie. Du reste, l'introduction de la main dans la cavité utérine lèvera tous les doutes. Quelquefois l'utérus est resté si volumineux qu'on a pu croire à l'existence d'un second enfant. Mais l'absence de pulsations doubles, de poche d'eau ou de partie fœtale, la différence de forme, de volume et de consistance de l'utérus feront disparaître toute hésitation. Cet examen quoique le plus souvent facile doit être fait cependant avec le plus grand soin. Car l'accoucheur doit se rappeler qu'il ne doit entreprendre aucune extraction sans avoir préalablement établi un diagnostic positif.

Le diagnostic des complications habituelles est facile à faire; aussi nous dispenserons-nous de donner ici les moyens de reconnaître une hémorrhagie, une péritonite ou une métro-péritonite. Il n'en est pas de même de quelques complications rares, telles que la rupture ou le renversement de l'utérus.

La rupture de l'utérus peut se rencontrer sur un utérus atteint de tumeur fibreuse, comme sur tout utérus gravide, c'est-à-dire que ces tumeurs semblent ne pas prédisposer d'une façon spéciale aux déchirures pendant la grossesse ou pendant l'accouchement. Cet accident n'est en effet signalé dans aucune de nos observations. Nous ne trouvons qu'un seul fait douteux rapporté par Fabrice de Hilden. Quoi qu'il en soit, une douleur extrêmement vive, subite, coïncidant avec un changement brusque de la forme du ventre, avec une altération profonde des traits, des frissons, une sueur froide généralisée, des défaillances et un arrêt brusque du travail, feront immédiatement penser à cette complication et rechercher par le palper et le toucher des signes de certitude.

Quant au renversement de l'utérus observé quelquefois après la délivrance, on peut le prendre facilement pour une tumeur fibreuse. L'erreur a été commise plusieurs fois, et non-seulement on a cru dans ces cas avoir affaire à une tumeur fibreuse, mais encore la tumeur étant reconnue, on ne s'est pas aperçu qu'elle était compliquée de renversement de l'utérus. C'est qu'en effet la méprise est facile, car dans les deux cas, on a affaire à une tumeur arrondie, à grosse extrémité tournée en bas, la supérieure sortant du col de l'utérus. C'est bien ainsi que se présente une tumeur fibreuse qui arrive dans le vagin; ce sont également les caractères du renversement de la matrice, mais du renversement incomplet; car s'il est complet, le fond de l'organe pénétrant dans le col, agit sur celui-ci, le déplace, on ne trouve plus de ligne de démarcation entre la tumeur et les parois vaginales. Mais cette forme de renversement de l'utérus est des plus rares. Aussi nous occuperons-nous seulement de la première.

La palpation par l'hypogastre, quand les parois abdominales sont peu épaisses et facilement dépressibles, indiquera tout d'abord que le fond de l'utérus est déprimé en cupule, ou qu'il n'est plus là où on le sent habituellement. Le cathétérisme de la vessie joint au toucher rectal viendra confirmer le fait de l'absence du fond de l'utérus. En effet, le doigt rectal sentira le bec de la sonde, ce qui n'arriverait pas si l'utérus occupait sa position normale, car il est interposé entre la vessie et le rectum.

Le doigt introduit dans le vagin pourra contourner la tumeur et pénétrer dans la rigole qui l'entoure; s'il est arrêté à une faible profondeur, si on sent que la cavité utérine n'existe plus et que la tumeur que l'on sent, se continue sans interruption avec le tissu intérin, on pourra en conclure qu'il s'agit d'un renversement de l'utérus.

Si avec l'absence du fond de l'utérus dans l'hypogastre on sent une rigole circulaire plus profonde, si le doigt ou la sonde utérine font reconnaître l'existence d'une tumeur pédiculée ou non, on aura affaire à une tumeur fibreuse compliquée d'un renversement de la matrice.

PRONOSTIC.

D'après tout ce que nous venons de dire, il est facile de voir que le pronostic des tumeurs fibreuses compliquant la grossesse doit varier suivant les conditions dans lesquelles elles se présentent.

En général, l'influence de ces tumeurs sur la fécondation et sur la marche de la grossesse est peu à redouter. Le plus souvent les femmes atteintes de polypes fibreux peuvent être fécondées et leur grossesse arrive à terme sans accident sérieux. Mais le pronostic n'en est pas pour cela très-favorable; car, outre les avortements et les accouchements prématurés qu'elles provoquent de temps en temps, on a vu quelquefois se produire des hémorrhagies très-graves ou des accidents gastro-intestinaux tellement inquiétants, qu'on a été obligé d'avoir recours à la ponction de l'œuf pour sauver la femme enceinte. On est donc en droit de redouter ces accidents pendant tout le cours de la grossesse; et cette crainte doit toujours faire porter un pronostic grave.

Mais c'est surtout au point de vue de la dystocie que ces tumeurs méritent d'être envisagées. A ce point de vue, le pronostic des corps fibreux qui compliquent une grossesse est sous la dépendance de plusieurs conditions telles que : le volume de la tumeur, son siége, son état sessile ou pédiculé, son degré de développement, sa densité. Le volume a sans aucun doute une influence incontestable sur la marche de l'accouchement; mais, si nous consultons nos observations, nous voyons, malgré le volume quelquefois considérable de ces tumeurs, des accouchements se terminer de la manière la plus heureuse, tel est par exemple le cas observé par MM. Blot et Pajot. Nous pouvons donc dire que si la grosseur du corps fibreux doit entrer en ligne de compte avec le pronostic, elle doit toujours être subordonnée à son siége, à sa densité, à son état sessile ou pédiculé et à son déplacement possible. En général cependant, les tumeurs du corps sont d'autant moins graves qu'elles sont insérées plus près de la partie supérieure de l'utérus et qu'elles sont sessiles ou interstitielles. C'est qu'en effet, les tumeurs de la face postérieure qui se rapprochent de la partie supérieure, celles du fond et même celles de la face antérieure, peuvent remonter avec l'utérus, franchir le détroit supérieur et n'opposer ainsi aucun obstacle à l'issue du fœtus. Si elles étaient pédiculées elles pourraient se loger dans l'excavation, y demeurer et devenir ainsi une cause puissante de dystocie. Pour des raisons tout à fait opposées, celles qui sont situées sur le segment inférieur du corps ou près du col sont bien plus à craindre si elles sont sessiles ou interstitielles que si elles sont pédiculées.

Les tumeurs qui ont pris naissance dans la cavité du corps ou du col doivent également leur caractère de gravité ou de bénignité à l'absence ou à la présence d'un pédicule. Car dans le premier cas le fœtus est obligé de réduire l'obstacle, dans le second il le pousse au-devant de lui. Du reste, pour cette variété comme pour les précédentes, on tiendra compte des dimensions et de la densité du corps fibreux. Quoi qu'il en soit, et d'une manière générale, on peut dire que dans les cas de corps fibreux de l'utérus le pronostic est grave pour la mère et l'enfant. Mais si la présence seule de ces tumeurs dans un utérus gravide doit faire porter un pronostic grave, on doit cependant se rappeler que la gravité de ces tumeurs a des degrés qu'un examen sérieux et approfondi fera reconnaître.

Après l'accouchement le pronostic est évidemment moins grave, mais il doit encore être sérieux; car outre l'hémorrhagie utérine qui peut survenir dans les quinze premiers jours et emporter la femme, on observe assez souvent la suppuration de la tumeur et des accidents de péritonite ou d'infection purulente souvent mortels. On doit du reste tenir également compte de la disposition de la tumeur; ainsi une tumeur fibreuse sous-muqueuse et pédiculée exposera à moins d'accidents et sera par elle-même moins grave qu'une tumeur interstitielle, parce qu'elle sera plus accessible à nos moyens thérapeutiques.

TRAITEMENT.

Nous conserverons ici le même ordre que nous avons déjà adopté, et nous examinerons quelles sont les indications que présentent les corps fibreux pendant la grossesse, pendant le travail et après l'accouchement.

1° *Pendant la grossesse.* — Nous avons vu plus haut que si le plus souvent les corps fibreux ne produisent chez les femmes enceintes aucun accident qui puisse faire supposer chez elles la présence de ces productions, ils occasionnent quelquefois de véritables complications qui viennent troubler la grossesse et mettre les jours de la femme en péril. C'est contre ces complications que l'accoucheur doit agir. Si on n'a affaire qu'à des troubles sympathiques, gastro-intestinaux, vomissements, diarrhée, etc., indices d'une certaine irritation de la matrice, on prescrira le repos, des boissons froides et glacées, l'eau de Seltz et la série des antispasmodiques. S'il existe des douleurs abdominales, les cataplasmes laudanisés seront employés avec fruit. Mais ce ne sont point là les complications les plus sérieuses. Quelquefois il se produit à différentes reprises de véritables hémorrhagies utérines qui tantôt provoquent l'avortement, tantôt affaiblissent profondément la femme. Il faudra donc lutter le plus possible contre cet accident de manière à arrêter l'hémorrhagie et à prévenir l'avortement. Le repos au lit et le décubitus dorsal et horizontal seront la première prescription. Le laudanum sera ensuite administré à la dose de 10, 15, 20 ou 40 gouttes dans de petits quarts de lavement, à une heure ou deux d'intervalle jusqu'à la cessation des contractions utérines. On prescrira également les boissons froides et l'application de refrigérants sur le bas-ventre. La saignée, s'il y a pléthore, pourrait trouver son application. Si malgré ces précautions l'hémorrhagie continue et menace la vie de la femme, on recherchera avec soin le siége et l'état du polype et on se décidera à l'enlever si l'opération est possible, si par exemple le polype occupe le vagin ou le col. Le danger des accidents peut seul légitimer cette opération. Nous ne sommes point, en effet, partisan de l'extirpation d'un polype du col pédiculé ou non, s'il n'y a pas nécessité absolue. Merriman rapporte bien un fait de ligature du pédicule d'un polype chez une femme enceinte, suivie d'un plein succès ; mais c'est une exception, et plusieurs autres cas observés par Marchal de Calvi, par Dubois, nous prouvent que si l'opération n'est en elle-même nullement dangereuse, elle a tout au moins l'immense inconvénient de produire l'avortement.

Toutes les fois donc qu'on se trouvera en présence d'une femme enceinte atteinte d'un corps fibreux même très-gros et faisant saillie dans le vagin, on n'hésitera pas à laisser la grossesse suivre son cours tant qu'il ne se déclarera aucun accident sérieux. Les avantages de cette ligne de conduite sont incontestables : d'un côté on laisse à la nature la faculté de se débarrasser elle-même de l'obstacle, soit en modifiant sa structure, soit en l'expulsant au dehors au moment de l'accouchement ; d'un autre côté, on est toujours à temps d'agir pendant le travail si ses efforts ont été infructueux.

L'opération décidée, à quelle méthode faut-il avoir recours ? Le procédé généralement adopté pour l'ablation de ces tumeurs est l'excision. Les moyens qu'on emploie contre les polypes en général, tels que cautérisation, broiement, arrachement, torsion, ont de nombreux inconvénients qui les ont fait complètement rejeter. Le principal, c'est de déterminer des secousses, des tiraillements et même des déchirures de l'utérus, qu'on doit éviter à tout prix lorsque déjà la matrice est trop excitée.

L'excision de quelque manière qu'on la comprenne, qu'on procède par la section avec le bistouri, les ciseaux, l'écraseur linéaire, ou au moyen de la ligature extemporanée de Maisonneuve, ou avec les ciseaux de M. Richet, sera donc préférée. Voici comment on procède. La femme étant préalablement placée comme pour l'introduction du spéculum, on introduit l'indicateur de la main gauche dans le vagin et on conduit sur le doigt une pince de Museux qu'on enfonce dans la tumeur. On exerce une légère traction ; si on sent que le pédicule vient facilement, on attire peu à peu le polype à soi et on coupe le pédicule. Mais s'il résiste, on doit bien se garder d'exercer des tractions trop fortes. On doit aller dans ce cas le sectionner avec un bistouri droit.

Si on emploie l'écraseur linéaire, on se servira de préférence de l'écraseur courbe, muni de chaînes qui s'infléchissent dans tous les sens.

Les ciseaux de M. le professeur Richet seront employés dans le cas où le volume de la tumeur et la brièveté de son pédicule ne permettront pas de se servir des moyens indiqués plus haut.

Malheureusement cette intervention active n'est pas

toujours possible lorsque, par exemple, le corps fibreux occupe la portion sus-vaginale du col. Dans ce cas, le traitement sera purement palliatif.

Cependant une question doit être posée lorsqu'on se trouve en présence d'un corps fibreux volumineux compliquant la grossesse. L'accouchement pourra-t-il avoir lieu sans danger pour la mère? Comme on le voit, ceci revient à dire : faut-il ou non pratiquer l'avortement avant le développement trop considérable du produit? Cette question est des plus délicates et d'une importance capitale. Aussi mérite-t-elle de très-grandes réflexions. Avant de se décider à en venir à cette extrémité, on doit pouvoir affirmer que l'accouchement sera impossible au terme de la grossesse. Or, si on se rappelle les modifications que peuvent subir les tumeurs fibreuses pendant le cours de la grossesse ; si on réfléchit aux oscillations et à l'ascension définitive qu'elles opèrent quelquefois , on devra être extrêmement circonspect. L'observation XI en est la preuve. Il s'agissait d'une primipare arrivée au septième mois de sa grossesse et portant une douzaine de tumeurs fibreuses dont une remplissait complètement toute l'excavation où elle était enclavée sans qu'on pût la faire mouvoir. Le col de l'utérus était aplati entre la symphyse du pubis et la tumeur. Il semblait donc y avoir là impossibilité absolue d'accoucher. M. le professeur Pajot et M. Blot appelés en consultation par M. Huguier pensèrent cependant que dans l'état où étaient les choses, il était préférable d'attendre plutôt que de provoquer l'avortement. Car si le fœtus était appelé à grossir, l'évolution de l'utérus pouvait amener des modifications importantes qui compenseraient largement l'augmentation de volume du produit. On attendit donc ; et trois mois après, les prévisions émises par ces habiles praticiens se réalisaient. La tumeur remonta pendant le travail au-dessus du détroit supérieur et la femme fut délivrée heureusement par une simple application de forceps au détroit inférieur. La mère et l'enfant furent sauvés.

Cet exemple doit donc nous servir de leçon. Aussi ne conseillons-nous l'avortement que dans des conditions tout à fait exceptionnelles. Lorsque par exemple la tumeur occupe l'excavation tout entière ; que la femme est elle-même dans de mauvaises conditions de santé ; et qu'enfin la grossesse n'est pas arrivée à une période trop avancée. Cette dernière condition est, selon nous, indispensable, car en provoquant l'avortement vers le sixième ou septième mois, les mêmes difficultés qu'au neuvième mois existeront, et on n'aura pas le bénéfice des modifications apportées à la tumeur par l'évolution de l'utérus.

2° *Pendant le travail.* — Deux indications se présentent à l'accoucheur appelé auprès d'une femme en travail et atteinte d'un corps fibreux de l'utérus. Il doit agir d'abord sur la tumeur de manière à diminuer ou à faire disparaître le rétrécissement ; en second lieu, si ses efforts sont sans résultat, il doit agir sur le fœtus ou terminer l'accouchement par une opération sur la mère.

Le procédé employé pour faire disparaître le rétrécissement produit par la tumeur doit varier naturellement suivant que celle-ci est sous-péritonéale ou sous-muqueuse, pédiculée ou sessile. Examinons d'abord le cas où la tumeur est sous-péritonéale ou pédiculée.

L'accoucheur n'a dans ce cas qu'un seul moyen à sa disposition, repousser la tumeur au-dessus du détroit supérieur. Ce procédé est le seul qui puisse réussir, et c'est aussi le seul que la nature emploie lorsqu'elle est livrée à elle-même. Si nous nous reportons en effet à l'observation, nous voyons que c'est grâce à l'ascension de la tumeur au-dessus du détroit supérieur que l'accouchement put se faire naturellement. La tumeur était implantée à la face postérieure de la matrice, problablement vers la jonction du corps et du col ; elle était sous-périto-tonéale et remplissait à peu près tout le petit bassin, à ce point qu'il paraissait impossible à MM. Tarnier et Depaul que l'accouchement pût se terminer autrement que par une opération césarienne, s'il ne survenait pas de modifications spéciales. Or, au moment du travail, la tumeur commença à se déplacer, continua à s'élever peu à peu et quatorze heures après le début du travail, elle était tout à fait remontée au-dessus du détroit supérieur et la tête fœtale prenait sa place. Ce cas n'est pas unique ; deux autres de nos observations en font mention. L'accoucheur doit donc imiter le plus possible la nature et essayer de repousser la tumeur au-dessus du détroit supérieur avant de tenter une opération plus grave. Il n'est pas besoin pour cela d'avoir fait un diagnostic précis et constaté l'existence d'un pédicule. Dans ces cas de tumeurs trop volumineuses, ce diagnostic est le plus souvent impossible à faire. Il suffit d'avoir constaté la tumeur pour qu'on doive sans aucune hésitation tenter de la repousser prudemment. Cette manœuvre n'expose la femme à aucun danger et peut lui éviter une opération presque toujours mortelle.

Malheureusement elle n'est pas toujours suivie de succès. C'est ce qui a lieu lorsque la tumeur a contracté des adhérences avec les organes contenus dans l'excavation, ou lorsqu'elle est sessible et développée dans le segment inférieur du corps ou supérieur du col. Dans ces cas, la tumeur produit un rétrécissement permanent contre lequel il est impossible d'agir par une opération sur la tumeur.

Lorsque la tumeur est sous-muqueuse, elle offre plus de prise à l'accoucheur. Si elle est pédiculée, et que ce pédicule soit assez long, l'expectation sera la règle de conduite à suivre parce qu'il peut se faire qu'elle puisse être expulsée au dehors de la vulve par la partie fœtale, et que l'accouchement ne présente aucune difficulté. Si cependant le travail dure trop longtemps et si on suppose que le pédicule n'est pas assez long pour permettre à la tumeur de sortir, on doit alors saisir le pédicule, le lier ou l'inciser, après avoir préalablement pratiqué une ligature au-dessous du point qu'on doit couper. Il est des cas cependant où il devient très-difficile, à cause du volume de la tumeur, d'introduire les doigts de manière à aller à la recherche du pédicule. On peut alors se servir avec avantage de l'instrument de Chassaignac, l'appliquer d'abord le mieux possible, et s'il est mal placé s'en servir comme moyen de traction ; puis lorsque le polype aura été assez retiré, appliquer à l'endroit voulu un autre écraseur. C'est ce que fit M. le professeur Pajot chez une femme atteinte d'un très-gros polype de la matrice.

Quoique cette idée ingénieuse ait été appliquée à un polype non compliqué de grossesse, elle peut servir dans les mêmes circonstances au moment du travail.

On pourrait également se servir du forceps comme agent réducteur, ce qui faciliterait l'introduction des doigts ou d'un instrument.

Mais, si le corps fibreux n'est pas pédiculé, il reste encore une ressource dont on ne peut disposer pour la variété sous-péritonéale, c'est l'énucléation. M. Danyau est le premier qui ait pratiqué cette opération, et le succès qu'il a obtenu autorise à l'imiter avec d'autant plus de raison que, si elle présente des dangers, elle nous paraît toutefois bien moins terrible pour la mère que l'opération césarienne. Il s'agissait d'une tumeur volumineuse du col occupant presque toute l'excavation. « La tumeur paraissait immobile et enclavée dans le bassin ; elle descendait au-dessous de la lèvre antérieure et s'étendant intérieurement depuis la symphyse pubienne, dont elle n'était distante que de 2 à 3 centimètres jusqu'à la concavité du sa-

crum qu'elle remplissait entièrement, et où le toucher rectal la faisait reconnaître. Cette tumeur s'était développée
probablement d'une façon rapide à l'insu de la malade,
chez laquelle nul dérangement d'aucune espèce n'était
survenu. A six semaines de sa grossesse, elle avait été
examinée par Récamier qui n'avait rien trouvé.

«M. Danyau, ayant avec sa main libre imprimé quelques
mouvements au fond de l'utérus, reconnut que ces mouvements se communiquaient à la tumeur faiblement, il est
vrai, mais d'une manière bien évidente. Cette manœuvre
lui donna alors la certitude que cette tumeur, n'était autre
chose que la lèvre postérieure démesurément renflée et
qui tout d'abord lui avait paru manquer. Il crut alors
pouvoir conclure qu'il avait affaire à un énorme corps
fibreux de l'utérus, développé dans la lèvre postérieure
du col utérin. M. Danyau résolut alors d'enlever cette
tumeur, et M. Dubois, qui vit la malade le 4 à cinq
heures, partagea cet avis. L'opération fut donc arrêtée
pour le 5 à quatre heures du soir.»

Voici comment il procéda : « La malade fut placée sur
une commode recouverte de deux matelas et dans la position convenable. L'index et le médius de la main gauche
en pronation furent introduits à travers la vulve, le vagin
et le col utérin, jusqu'à l'orifice interne; et avec le bistouri à garde, porté par la main droite jusqu'à cet orifice,
on fit, sur la paroi antérieure et postérieure de la tumeur,
une incision que la présence du périnée empêcha de prolonger tout de suite jusqu'en bas. L'index et le médius
de la main droite, portés jusqu'au niveau de l'incision,
communiquèrent à droite et à gauche l'énucléation.
M. Danyau s'attacha ensuite à énucléer la partie inférieure
de la tumeur ; puis, avec des ciseaux, il continua jusqu'à
l'insertion du vagin l'incision commencée avec le bistouri. Après quoi avec l'aide de fortes pinces de Museux,
implantées dans la partie la plus supérieure de la tumeur

et qui l'attiraient en bas, l'énucléation fut étendue avec les doigts de la main gauche et de la main droite, successivement portés dans tous les sens. Il arriva un moment où la tumeur pénétra dans la vulve et la remplit si exactement qu'il n'y eut plus moyen de pénétrer avec les doigts. La tumeur fut alors divisée en deux et extraite complètement. Portant alors la main dans l'orifice interne, M. Danyau trouve non-seulement un pied, mais encore la tête et une main. Il s'agissait donc d'une présentation du sommet avec double procidence. Le pied descendit sans peine, mais le siége ne put passer qu'après trois débridements faits sur l'orifice externe. Le tronc, les bras, la tête, passèrent facilement. L'extraction du placenta ne présenta aucune difficulté. L'enfant était mort, déjà un peu putréfié. L'opération avait donc duré trois quarts d'heure. Le docteur ordonna trois doses de seigle ergoté pour assurer la rétraction de l'utérus. La malade se rétablit rapidement.

« La tumeur de M. Danyau, présentée à l'Académie, a toutes les apparences d'un corps fibreux de l'utérus. Elle pèse 650 grammes, et son grand diamètre a 0,15 centimètres ; sa longueur et son épaisseur sont de 0,95 centimètres. » (Thèse de M. Tarnier, 1860.)

Lorsqu'aucun de ces moyens ne sera applicable ou n'aura pu réussir, on se voit alors dans l'obligation d'agir comme si on avait affaire à un rétrécissement osseux et d'avoir recours, suivant l'étendue du rétrécissement, à la version ou au forceps, à la crâniotomie, ou enfin à l'opération césarienne. Il est cependant une circonstance que nous devons signaler, c'est que, quelque modifiés qu'ils soient dans leur structure, les corps fibreux sont toujours susceptibles d'une certaine réduction, et que par conséquent le chiffre indiqué à propos des récissements osseux, comme dernière limite pour l'application du forceps, n'est plus tout à fait vrai, s'il s'agit d'un rétrécissement produit par ces tumeurs. On doit donc tenir compte, lorsqu'on veut juger du degré de rétrécissement, de la densité des corps fibreux, et faire la part de leur réduction. Quoi qu'il en soit, lorsque le rétrécissement peut permettre l'extraction de l'enfant sans mutilation, doit-on avoir recours de préférence à la version ou au forceps?

D'après M. Tarnier (discussion à la Société de chirurgie), la version doit être en général préférée à l'application de forceps, pour plusieurs motifs. Le premier, c'est que les faits prouvent que la version donne de meilleurs résultats. Le second, c'est que si la tumeur a quelque chance d'être déplacée et refoulée en haut, l'introduction de la main, dans le but de rechercher les pieds, peut favoriser ou provoquer le déplacement. Enfin le fœtus ne pourrait-il pas, s'il se présente par sa petite extrémité, agir «comme un coin qu'on enfonce par le petit bout, et qui résiste si on l'enfonce par son gros bout?» Si au contraire il se présente par le sommet, il tendra à refouler la tumeur au-devant de lui, au lieu de la refouler sur les côtés ou en haut. M. Depaul pense tout autrement; et pour lui le forceps donnerait de bien meilleurs résultats. Il s'appuie, pour légitimer son opinion, sur une statistique reposant sur 414 cas d'accouchements compliqués de rétrécissement du bassin. On fit 42 versions et il y eut 18 fois mort de la femme et 24 fois guérison. Quant aux enfants, il n'y eut que 8 enfants vivants. Le forceps, au contraire, fut appliqué 108 fois : 84 femmes survécurent et 83 enfants furent extraits vivants. Le succès est incontestable, mais il faut dire qu'il n'est pas tout à fait juste de comparer les rétrécissements causés par des tumeurs fibreuses avec ceux produits par un vice de conformation.

Si nous consultons nos observations, nous sommes autorisé à croire qu'il n'est aucune règle à donner à cet égard, et qu'il faut se guider pour l'emploi de tel ou tel procédé sur le volume et la densité de la tumeur, sur le danger des accidents, et la position qu'occupe la partie fœtale. L'accoucheur sera donc juge de la situation.

3° *Après l'accouchement.* — Les accidents qui éclateront après l'accouchement, hémorrhagie, péritonite, métro-péritonite, n'offrant aucune indication spéciale, seront conjurés par tous les moyens employés dans les circonstances ordinaires, Le froid, la glace, la position horizontale, le seigle ergoté, seront prescrits contre les hémorrhagies. Les saignées locales, les frictions mercurielles, les cataplasmes seront dirigés contre l'inflammation des organes pelviens. Nous renvoyons donc aux ouvrages classiques.

Il est une question qui nous intéresse beaucoup plus, c'est de connaître le traitement qu'on doit diriger contre les corps fibreux après l'accouchement. Nous laissons de côté les corps fibreux sous-péritonéaux, ceux-ci n'étant pas accessibles. Il n'en est pas de même des corps fibreux interstitiels du corps de l'utérus; mais si leur extirpation à l'état de vacuité est pleine de périls, à plus forte raison l'est-elle encore davantage sur un utérus gravide, alors que le système vasculaire est démesurément développé. Nous ne conseillons donc pas une semblable opération, qui aboutirait presque fatalement à la mort de la femme par hémorrhagie.

Les tumeurs sous-muqueuses sont donc les seules qu'on puisse enlever. Mais à quel moment, et par quel procédé?

Les auteurs ne s'entendent pas sur l'opportunité de cette opération. D'après Guiot et Danyau, on doit recourir à l'opération aussitôt après l'accouchement. D'après Ramsbotham, on doit attendre que l'utérus soit revenu à son volume normal. Enfin Velpeau, Lisfranc, P. Dubois prétendent qu'il est préférable d'attendre que toute irritation générale ou locale ait cessé avant de rien tenter. En agissant ainsi, disent-ils, on n'a pas à redouter les accidents péritonéaux qu'on observe quelquefois après l'opération immédiate ; et on laisse aux vaisseaux le temps de revenir sur eux-mêmes, ce qui est important au point de vue de l'infection purulente. Ils font cependant une exception à cette règle générale, et n'hésitent pas à agir le plus promptement possible, lorsqu'il existe une indication particulière telle qu'une hémorrhagie. Nous adoptons complètement cette manière de voir, et croyons que la nature de l'accident et les circonstances doivent influer énormément sur la détermination de l'accoucheur.

Nous avons déjà parlé plus haut des procédés employés pour opérer les corps fibreux, nous n'y reviendrons pas. Nous dirons seulement, qu'après l'accouchement comme pendant la grossesse, le procédé le plus généralement usité est la ligature seule ou même suivie de l'excision du pédicule. On a observé quelquefois, après l'application de la ligature, des accidents spéciaux, tels que agitation, insomnie, douleur vive dans le ventre, qui ont forcé à enlever le fil. Dans ces cas, le mieux est de faire l'excision au-dessous de la ligature. Le mémoire de Forget contient deux faits de ce genre très-remarquables.

En résumé, on doit :

1° Ne provoquer l'avortement que dans les cas extrêmes ;

2° Laisser agir la nature aussi longtemps qu'on a l'espoir qu'elle vaincra elle-même l'obstacle ;

3° L'aider, si elle ne peut y parvenir, en s'inspirant des circonstances pour l'emploi de tel ou tel procédé ;

4° Attendre, à moins d'indications particulières, que toute excitation générale ou locale soit disparue, pour procéder à l'opération du corps fibreux.

Paris. A. Parent, imprimeur de la Faculté de Médecine, rue Mr-le-Prince, 31.